JN115791

2分の即興劇で
生活習慣を変える！
ー 健康教育プログラム ー

監修：神奈川県立保健福祉大学大学院ヘルスイノベーション研究科・イノベーション政策研究センター
責任編著：兪炳匡　YOO Byung-Kwang

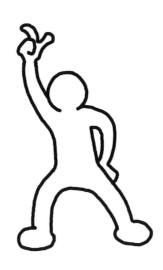

社会保険出版社

もくじ

プロローグ
人は望ましい方向に変われるか

皆さん、こんにちは。兪炳匡（ゆうへいきょう）です。

　本書のタイトルに「2分」を含めた理由は2つあります。1つ目の理由は、忙しい当事者と、忙しい医療保健従事者の双方に、既存の保健指導等の中で、2分あれば行動変容を促す即興劇ができることをお伝えしたかったからです。1章で説明するように、本書前座でご紹介しているような2分のロールプレイ（即興劇の1例）で十分なのです。一度でもこの2分のロールプレイを体験していただくと、ほとんどの人がその予想以上の効果を実感してくれます。例えば、真夜中に1ℓのアイスクリームを食べようと思っても、ためらうようになるとか。

　本書はこのような2分のロールプレイを保健指導や健康教室、あるいは診察室で、そこにいる人を巻き込んで実践してくれる人を増やすための研修マニュアルです。どんな時でも、所でも、どんな参加者たちとも、楽しくロールプレイを含めた即興劇ができる人を養成する研修を、気楽なグループ活動として、今後大幅に展開していく予定です（P99参照）。この研修を終了すれば、今度は自分がグループ活動を率いるファシリテーター（進行役）になれるでしょう。

　2つ目の理由は、本書P74～81に登場する即興劇も、上記のグループ活動で体験する即興劇も、原則「2分以内」で終了するものだからです。たかが2分であれ、生活習慣をなかなか変えられない当事者に、それを注意する側に回って即興劇をやってもらうと…、無意識にその生活習慣に自分でストップをかける効果が現れる可能性があります。たかが2分、されど2分なのです。この2分を広めるマニュアルになることが、本書の短期的な目的です。

　そして、やや抽象的な本書の目的は、「人は望ましい方向に変われるか」という問いに対して、回答を提示することです。私の回答は、全てではなくても多くの場合「他人からの助けがあれば、変われる」です。

YOO Byung-Kwang　兪 炳匡
<ruby>兪<rt>ゆう</rt></ruby>　<ruby>炳匡<rt>へいきょう</rt></ruby>

　本書が解説する即興劇によるグループ活動には、参加者の全員に「他人から
の助けを受ける」だけでなく「他人を助ける」という2つ役割があります。これ
ら2つの役割は、矛盾するものではなく、お互いを補完するものです。参加
者の一人一人がこれら2つの役割を最大限果たせるようにするのが、ファシ
リテーターの役割です。つまり、ファシリテーターだけが「他人を助ける」役
割を担うのではないことに留意してください。

　もちろん、参加者よりも重い責任がファシリテーターにはあります。そして、
参加者全員が交代でファシリテーター役を務められることを、本書は目指し
ています。なぜなら、当事者・患者さんにファシリテーターを務めていただ
きたいからです。参加者との共通点が多いほど、参加者からファシリテーター
への信頼が高まる可能性があります。例えば、糖尿病の患者さんグループに
おいては、ファシリテーターも糖尿病患者であることは、同じ病気のつらさを
共有できるので、ファシリテーターへの信頼が高まりやすいと考えられます。

　このような理由から、できる限り多くの方がファシリテーター役を務められ
るように、入門講座の研修（第2章 実践①②③）は12時間で終了できるよ
うにしています。また、入門講座を終了後、さらに学びたい方を対象にした中
級講座の研修（第2章 実践④・15時間で終了）も本書で紹介しています。

　私はこれらの研修講座を公共財と考えていますので、特定非営利活動法人
(NPO法人)である『プランB』を通じて、できるだけ安価に提供する予定です。
まずは、すでに実施している入門講座の研修（「ファシリテーター養成講座」）
を受講され、その後ご自身がファシリテーター役を務めるためのマニュアルと
して本書を使用されることを想定しています。もちろん本書をまずご覧になり、
ご興味を持っていただいた後に研修を受講されることも歓迎します。

ようこそ! 前座の一幕へ

本日のタイトル	真夜中の 1ℓアイスクリーム
登場人物	同居している母（46歳）と娘（14歳）
困りごと	食べようとする母をいかに止めるか

（母役を50代・女性Aさんが、娘役を60代・女性Bさんが演じる）

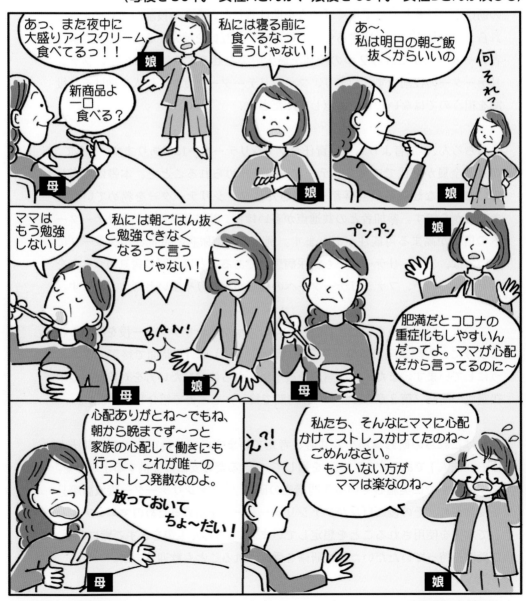

泣き落とし作戦か・・・

― 行動変容につながる２分劇の例 ―

台本なしの即興劇は、演じる人によって口から飛び出すセリフも変わります。しかも、自分とは違う世代や性別を演じてみると、自分に戻った時に、相手から言われた言葉が不思議と耳に届くようになるかも。即興劇の行動変容促進力です。例えば、ここにご紹介したような２分劇を演じたあとで、1ℓのアイスクリームを食べられるでしょうか？

（母役を 20 代・男性Cさんが、娘役を 40 代・女性Dさんが演じる）

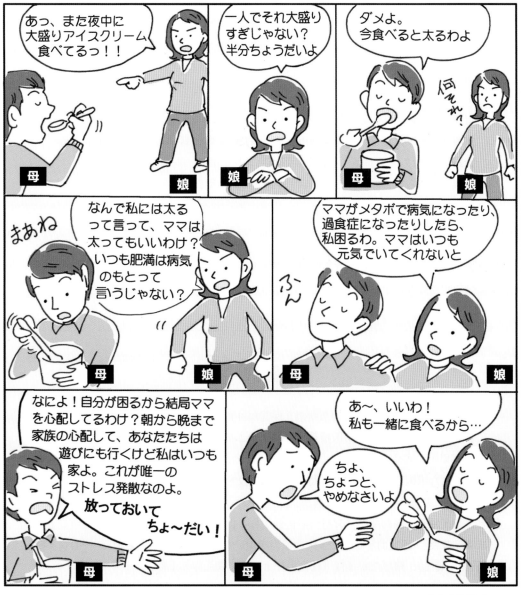

同罪作戦か・・・

本書の構成

● 第1章 理解編

なぜ従来と発想の異なる健康教育が必要とされているのか、なぜその方法が即興劇なのか、しかも2分で生活習慣の変容につながる可能性があるのか。まず理解することから。

● 第2章 実践編　┌ 入門「ファシリテーター養成講座」
　　　　　　　　　　└ 中級「オリジナル演劇創作講座」

2分でできる即興劇に触れることだけでなく、その即興劇ができる人を増やすファシリテーターの養成も本書の大きな目的です。やってみると実に楽しい即興劇の醍醐味は、その場に集まった人々と何の利害関係もなく受け入れ合え、仲間になれること。実践①②③は、即興劇の入門講座。実践④は、オリジナル劇を創る中級講座です。

実践①　仲間と共に心と体の表現で行うコミュニケーションの面白さを体験
実践②　心と体が自由に動き始めたら、いよいよ即興劇（インプロ）の世界へ
実践③　2分以内の対話から行動変容が生まれるボアールの即興劇にトライ
実践④　さらに自分たちのオリジナル10分演劇の創作にチャレンジ

● 第3章 展望編

本書で学んだ即興劇をこれからの日本の健康教育に活かすことがどんな近未来づくりにつながるのか。そこにつながるために用意している今後の活動の場のご案内をしています。

― 謝辞 ―

本研究の一部は、2022年度神奈川県立保健福祉大学イノベーション政策研究センターにおいて、研究課題「予防医療教育プログラムの開発と評価」として研究費を受け、その成果を公表するものです。大学での正規の講義「Health Education Theater」を履修された米国カリフォルニア大学デービス校・神奈川県立保健福祉大学の学生の皆様と、「ファシリテーター養成講座」と「オリジナル演劇創作講座」の参加者の皆様と、寺子屋ゼミ演劇部のメンバーの皆様からの貴重なフィードバックに御礼申し上げます。また、研究助手として多大な協力を頂いた沼田誉理様（保健師）、庄野怜美様（管理栄養士）、檜垣たか子様（社会福祉士）にも御礼申し上げます。

なぜ健康教育にボアールの即興劇か、なぜ2分か

兪 炳匡
（ゆう へいきょう）

なぜ、今この時代に「健康教育プログラム」が必要とされているのか。その方法論として「ボアールの即興劇」に私が関心を持つにいたった理由と、2分にこだわる理由をご説明します。これで、本章の2つの「なぜ」がご理解いただけるはずです。

自然科学から社会科学へ

**自然科学・臨床医学偏重の医療に
社会科学・医療経済学の視点を!**

日本に限らず世界の標準的な医学部では卒業までに全ての科を学び、卒業後国家試験を受けた後に小児科や外科といった専門分野を決めてさらに研修を積みます。卒業が近づくと医学部の学生の間では、卒業後にどの専門分野に進むかが話題になります。私の学生時代の話をすると、周囲の級友たちが口を揃えて「爰君は精神科だよね」という断定的な質問を受けました。

さすがに6年間一緒にいた級友たちは、私のことをよく分かっていたのでしょう。医学部の学生時代、私が関心のあったのはハイテク医療よりも、診断・治療において計量化が比較的困難な精神科領域でした。有床の診療所を開業していた両親(母が内科医で、父が整形外科医)は、「診療所を継いでくれるなら精神科でも構わない」と言ってくれました。

諸々の理由で、卒業後に整形外科の研修を始めました。しかし、両親の診療所を継ぐためには、臨床医学だけでは不十分ではないかと不安になりました。そして、臨床医学・自然科学としての専門が整形外科か精神科という選択よりも、新たに社会科学を学ぶ方が重要であると認識したのです。世界で最先端の社会科学、特に医療経済学を効率よく短期間で学ぼうと、米国の大学院の修士課程に進みました。

その後、米国の大学院の博士課程を卒業し、臨床医から、医療経済学者へのキャリア変更をしたわけです。世界で最先端の医療経済学の知見を伝えるため『「改革」のための医療経済学』[1]を上梓しました。この拙著は、出版時(2006年)に日本経済新聞のエコノミストが選ぶ「経済・経営書ベスト20冊」に選出されました。

これと同じぐらいうれしかったことは、ある国際学会で日本の若い研究者から「この本を読んで医療経済学者になることを決めました」と言われたことです。著者と対面することがなくとも、一冊の本がある人のキャリア選択に大きな影響を与え得ることを実感しました。

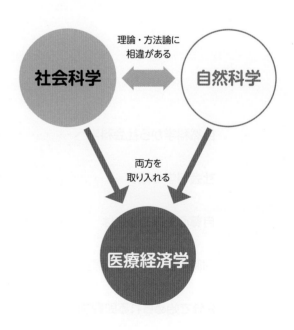

社会科学の限界

お金で生活習慣が変えられるのか？
実は幸福レベル引き上げ効果が弱い

「お金は万能である」という単純な考えに賛同される読者は少ないでしょう。しかし「お金は、個人の行動変容を促す動機づけとして高い効果がある」との仮説に賛成する人は多いかもしれません。残念ながら私が知る限り、この効果は医療分野では非常に低いのです。

多くの国で総医療費の伸び率を抑制することは、政策の目標になっています。この目標を達成するために医療経済学者は様々な政策を提言してきました。これらの政策は、医師であれ患者さんであれ、金銭によって行動が変容すると仮定しています。例えば、より少ない医療サービスを提供して医療費削減に貢献した医師に金銭的ボーナスを与える、患者さんの医療機関受診時の自己負担額を増やすといった政策は、総医療費抑制という目標達成に驚くほど無効だったことは、拙著『「改革」のための医療経済学』で多くのエビデンス付きで説明しました。[※1]

新たな政策として、医療経済学者が注目しているのは生活習慣の改善です。なぜなら、4つの生活習慣（食習慣、運動習慣、喫煙、飲酒）を完璧に改善すれば、総医療費の3分の1を削減できるという報告があるからです。[※2]

とはいえ、長年かけて形成した生活習慣を変えることは、容易ではありません。厄介なことに、

1日に食べる大福餅の数を「2つから3つに増やす」変化に比べて、より望ましい「2つから1つに減らす」という変化の方が、通常はるかに難しい。大福餅の数を「2つから1つに減らす」方が、病気のリスクが減るという科学的エビデンスを知ったとしても、やっぱり減らせない人は多い。

大福餅の数を「2つから1つに減らす」と、大福餅によって上がるはずの幸福レベルが目減りするので当然ともいえます。この目減りした幸福レベルを、何か「別のもの」で埋め合わせて、幸福レベルを引き上げる必要があります。この「別のもの」はお金でしょうか？　大福餅の数を減らして、体重を5kg減らして、減量状態を5カ月維持したら、ご褒美として現金5万円が貰える類の介入は世界中で行われていますが、その効果は非常に限定的です。それどころか、ご褒美の額を引き上げても、介入の効果が上がるどころか、逆に下がる（例：体重が増える）ことが多いのです。

言い換えれば、お金は、大福餅に関して目減りした幸福レベルを引き上げる効果が弱いのです。大抵の場合、お金には幸福レベルを引き上げる効果があることを考えると、意外な気がしますね。

生活習慣を変える動機付けとして、ご褒美としてのお金にこだわる社会科学は限界に来ていると、私は考えるようになりました。新たな動機付けとして、新たに人文科学や芸術を用いる一つの試みが、本書の健康教育プログラムだと言えます。

自尊心を高めるには

減量のご褒美にお金をもらっても……?
助けてもらうだけでは意欲は低下する

　生活習慣を変えるための上記の介入において、お金の動機づけとしての効果が弱い理由は何でしょうか?　この類いの介入が失敗した一因は、誤った前提だと私は考えています。この誤った前提の下では、個人の意思決定に影響を与えるのは、金銭の額だけです。私の考えでは、金銭の額だけではなく、金銭のやりとりに伴う社会との関係性も、個人の意思決定に大きな影響を与えます。

　例えば、近所の子どもの家庭教師をした対価として5万円を受け取るケースと、肥満状態で5kg

減量したご褒美として5万円を受け取るケースを比較してみましょう。これら2つのケースは同じ金額の所得の上昇です。しかし、後者のケースは、社会との関係性において、受け取るばかりで、与えることができないので、自分は社会にとって単なるお荷物だと感じ、自尊心が低くなりがちです。その結果、生活習慣を改善する意欲も低下するのではないでしょうか。

　自分が困っている時は、他人からの助けを当然受けるべきです。それだけではなく、自分に少しでも余裕があるときに他人を助ける機会があれば、社会への貢献を通じて自尊心を高めることができると私は考えています。

同時に担う2つの役割

グループ活動としての即興劇には、
「助けを受ける」「他人を助ける」2 役が

　プロローグで言及したように、本書が解説する介入・グループ活動では、参加者の全員に「他人からの助けを受ける」だけでなく「他人を助ける」という2つの役割があります。この2つの役割を一方に偏らずに果たすためには、水平的な人間関係(例：友人、パートナー)が必要です。

　実際、友人やパートナーと一緒に生活習慣の改善を目指す健康教育プログラムに参加すると、途

中で脱落する確率が減り、プログラム終了後に効果が持続しやすいなどの望ましい効果があります。

　逆に言えば、パートナーがいなく、友人も殆どいない人ほど、生活習慣の改善が難しいという問題があります。その解決策として、本書の健康教育プログラムは友人を作るための「道具」として即興劇を用います。

　私自身の経験から、数多くある即興劇のメリットの一部を挙げると次の通りです。

①経験がなくとも誰でも参加できる

②即興劇を自ら演じることで、生活習慣を変えるリハーサルができる

③即興劇をグループで演じることで、グループ内の他の参加者と親しくなれるので、友人をつくりやすい

④教育プログラムが終了した後も、即興劇のサークルとして継続できれば、生活習慣を改善する効果も継続すると期待できる

⑤オンラインでも可能(実証済み;1つのサークルで2年間で50回実施)

残念ながら、日本では演劇と聞くと「引いて」しまう人が多い。日本における「従来の演劇」は「芸術」としての完成度を高め、芸術の歴史に名を残すことを目指しています。他方、私が担当したボアールの即興劇 (第 2 章 実践③) は「道具」として、上記のように友人をつくることや、日常である家庭・職場・学校における対人関係を改善することを目指しています。即興劇ですから、脚本もなく、演じた直後に消えてしまいます。即興劇が、名もなき人々の社会的孤立・対人関係を少しでも改善し、さらに健康状態の改善にまでつながることを私は期待しています。

2分で始められる即興劇

健康教育の現場の2 人の間で実施できる即興劇

即興劇とは、「打ち合わせや台本がない劇」のことです。その場で出てきた言葉やジェスチャーなどを用いて、参加者（もしくは俳優）同士が、広い意味でのコミュニケーションを表現します。

即興劇の特徴を活かした教育的な手法は数多くあります。一例である「ロール・プレイング（以下でロールプレイ）」には、娯楽として何らかの役割を演じる意味だけでなく、疑似体験を通じて、与えられた役割を将来適切に遂行できるようにするトレーニングという意味もあります。ロールプレイは、日本の学校教育、医療教育や企業研修に取り入れ

られているケースが多いため、読者の方も過去に経験したことがあるかもしれません。

とはいえ、私の知る限り、医療機関や保健所で、患者・当事者を対象にロールプレイが継続的かつ体系的に実施されたことはありません。どこの医療機関も保健所も忙し過ぎて、長時間の健康教育を新たに導入する余裕がないようです。そこで、本書が提案する健康教育の入り口として、「最長2分、2人の間で実施可能」なパイロット事業を提言しています。

対象者は、医療機関や保健所で個別に保健指導を受けている方や、「生活習慣病予防」や「メタボリックシンドローム疑い」などの方々です。既存の保

健指導（個別指導）の時間（20分から60分）の中で、当事者からの質問時間としてすでに確保されている時間のうちの2分程度を利用し、1分のロールプレイを実施してください。

前もって、その日の保健指導の時間の最後に、「当事者が保健師・管理栄養士の役割を演じ、保健師・管理栄養士が当事者の役割を1分だけ演じるロールプレイ」を行うことを説明しておきます。また、最後のロールプレイにおいて「当事者役を演じる保健師・管理栄養士」を説得する材料として、前半の通常の保健指導を注意深く聞くよう促します。たとえロールプレイが盛り上がっても、「最大2分」で必ず終了します。

このロールプレイで、保健師・管理栄養士が当事者役を演じる際のセリフの例には、「毎回同じ指導内容で、退屈しています」、「XXを止めるくらいなら、早死にしてもよいと思っています」、「私がXXを止めなくても、私以外に困る人がいないなら、いいんじゃないですか」、「同居人がいないので、だれも私のXXを止めてくれません」等があります。

上記のような、当事者が本当は言いたくても言えなかった本音のセリフを話す（保健師・管理栄養士が演じる）当事者役を、保健師・管理栄養士の立場から説得することは、当事者にとって新鮮かつ記憶に残りやすいと期待できます。このたった1～2分のロールプレイが、実際に生活習慣の改善にどの程度つながるかは、今後の実証事業で検証が必要です。少なくとも、当事者が、このようなロールプレイに興味を持った場合、本書の3章で説明する1回90分のみの「お試しワークショップ」や、定期的に実施されている「演劇グループ活動」や、2章で説明する長時間のファシ

リテーター養成講座への参加を勧めることができます。

なぜ即興の上限時間は「2分」なのか

コミュニケーションに集中できる時間はせいぜい2分であることを前提に、さまざまなルールがあります。例えば、複数のパネリストが参加するシンポジウムでは、パネリストが一度に発言できる時間の上限は2分であることが多く、米国の大学では、発表時に1枚のスライドを2分以内に説明するように勧められます。日本の英語検定試験の1級の2次試験で課せられる、即興のスピーチの上限も2分です。先に説明した、個別の保健指導を受けている当事者と保健師・管理栄養士の2人の間で実施するロールプレイの上限を2分にしている理由の1つでもあります。

本書のほとんどの即興の上限時間を2分にしている他の理由は、即興の「後」に記憶に残すためです。なぜなら、2分の対話で「言いたいことを全て言ってスッキリする」ことは困難ですので、「言い足りなかった」故に記憶に残りやすいと予想されます。そもそも準備できない状態で即興を演じた「後」で、「ああ言えば良かった」と後悔することも、記憶に長く残る一助になると期待されます。

グループ（10人以上）で実施する即興劇

本書の2章以降で扱う即興劇は、約10人～20人の参加者がいるグループ内で行います。即興を

行う前の準備段階として、本書2章の実践①では、ワークを行う際のファシリテーターの心構えや場づくりを、実践②ではファシリテータが体得するとよい、物の見方や場への関わり方について学びます。

　本書で扱う全ての即興劇に共通しているのは、主人公が、周囲の人（1人以上）によって困らされているという設定です。この人間関係上の困りごとを少しでも軽減できれば、主人公個人の悩みが軽減するだけでなく、主人公が所属しているコミュニティー全体がより快適なものに変わるでしょう。例えば、公共の場での受動喫煙に困らされている主人公が、喫煙者を説得する設定の下での「ロールプレイ」の例を、本書第2章実践③では取り上げています。

　この「ロールプレイ」を参加者全員（約10人～20人）が各組2分以内で演じることで、長く記憶にとどまり、禁煙という行動変容につながる可能性があります。なぜなら、実生活での喫煙者

が、即興劇でも喫煙者役を演じる場合、わずか2分という短時間であれ、相手役が懸命に自分向けの（台本のない）独創的で唯一無二の説得をしてくれるからです。逆に、実生活での喫煙者が、即興劇で「喫煙を止めさせる」役を演じる場合、自分で創造したセリフは（特に聴衆に「受ける」と）記憶に残りやすく、その後自身が喫煙する際のブレーキになる可能性もあります。更に、他の組の参加者が演じる「やめさせる役」を観ることで、多様な止めさせ方のセリフ・方法を学べます。台本が無い即興劇は、次に何が起こるか予測不能故に、他の組の即興を（エンターテイメントとして）退屈することなく観ることができます。

　このような「ロールプレイ」に、参加者の主体的な参加方法や、キャラクターの設定方法に関する追加的なルールを加えた、「プレイバックシアター」「フォーラムシアター」「レインボーシアター」と呼ばれる「ロールプレイ」の応用編を、本書第2章実践③後半で説明しています。

※1… 「改革」のための医療経済学 . 兪炳匡 .2006（メディカ出版）.2021(北東亜州出版)

※2… 経済産業省ヘルスケア産業課 . 「健康経営銘柄 2018」及び「健康経営優良法人 (大規模法人)2018」に向けて . 2017 年 ;
https://ww w.meti.go.jp/policy/mono_info_service/healthcare/downloadfiles/2017healthcare_presentation_v2.pdf.

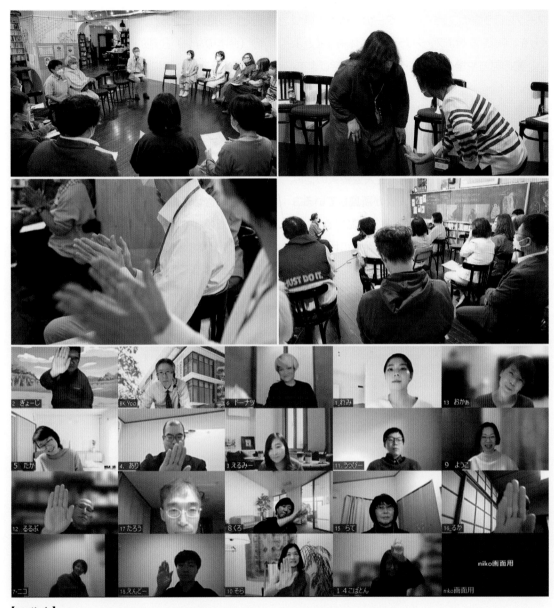

【コメント】
本書で使用している写真は、2022年10月7日（東京都品川区にあるカフェ『隣町珈琲』）＆
2023年2月16日（オンライン）にて行われた「お試しワークショップ」の様子です。

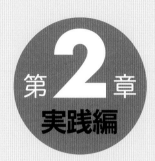

第**2**章
実践編

入門講座と中級講座

入門「ファシリテーター養成講座（全12時間）」

中級「オリジナル演劇創作講座（全15時間）」

　ここからは実践編に入ります。まず入門講座として、ファシリテーター養成講座で実際に行っているワークショップをご紹介していきます。実践①ではワークショップを行う際のファシリテーターの心構えや場づくりを、実践②では即興劇（インプロ）を通して、ファシリテーターが体得するとよい物の見方や場への関わり方について学びます。

　実践③では、ボアールの即興劇を学びます。即興劇の手法や、即興劇に慣れるための様々なゲームをご紹介します。

　実践④は実践①〜③を終了した方のための中級講座として共著者である平田オリザの戯曲講座を参考に10分のオリジナル演劇を創ります。

入門「ファシリテーター養成講座」(全12時間)

実践① 場づくり

表現教育家 岩橋 由梨・演劇制作 小手川 望

楽しく、やわらかい場の空気を生むことが大切です

ここでは実践的な演劇制作に取り組む前のコミュニケーションのあり方について述べていきます。最初のワークショップの場づくりはとても大切です。参加者がその場に「主体的に参加している」と感じるためのポイントは、ファシリテーターの「聞き方」にあります。

"心構え"

1. 遊びあえる場づくり

参加者がただ会場に来てその場に座っているだけでは、ワークショップに参加したことになりません。実際にその場にいても「疎外感を感じる」「集中できない」「やる気がない」「できるだけ適当に済ませて早く帰りたい」などといった気持ちがあるうちは、ワークショップに参加したと感じることは難しいでしょう。では、「能動的に参加した」「積極的に表現活動を行った」と感じられる場づくりとはどのようなものでしょうか。

それは子どもが遊びの場に参加するような場づくりです。なぜなら「遊び」こそ、主体的な行為だからです。「演劇に参加する（演技をする）」ことを英語で「PLAY」といいますが、ここに究極の示唆があります。「自分とは別の人物になってみる」「何かを表現してみる」のは、子ども時代のごっこ遊びから始まっています。ワークショップはファ

シリテーターが参加者に「何かをさせる場所」ではありません。まずはお互いに遊びあえる環境をつくることで、自分の言動が人からどう見られているかをあまり気にせずに楽しく参加できる場を目指してみましょう。

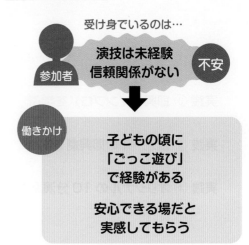

受け身でいるのは…

参加者　演技は未経験 信頼関係がない　不安

働きかけ　子どもの頃に「ごっこ遊び」で経験がある

安心できる場だと実感してもらう

2. 表現の構造を知っておく

図1は「表現（発信）」と「受信」の構造を表しています。表現はよく呼吸に見立てられます。表に表す行為が吐く行為だとすれば、その前に息をしっかりと吸わなければなりません。この息を吸う行為とは、周囲をしっかりと五感で感じ取ることです。きく、みる、触る、嗅ぐ、味わうという五感を働かせて取り込んだ情報量が多くなると、自然と気持ちが動きます。すると情動が起こり、それが大きなものであればあるほど誰かに伝えたくなります（表現）。

情動がないのに、義務感で行う表現は息を吸っていないのに吐くようなもの。表現のための場づくりでは、まず、息をたくさん吸える（五感を機能させる）環境をつくる。あとは自然と吐く（イメージを表現する）場が増えていきます。そのとき現れた情動をじっくり味わいながら、日常の役割とは違う自分と出会ってみましょう。

図1- 表現の構造

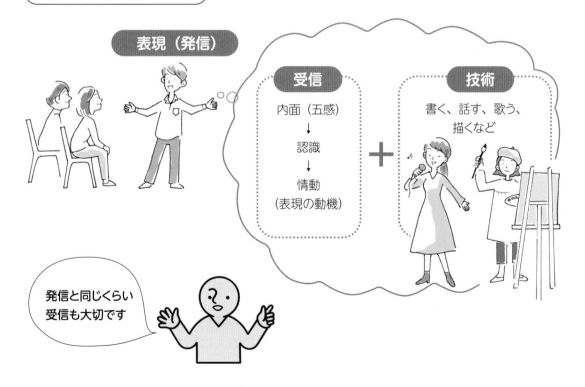

発信と同じくらい
受信も大切です

3. 信頼関係の土台をつくろう

表現の構造に関して、もう１つ重要なポイントがあります。それは冒頭にも触れた関係づくりです。人は、何らかの形で表現しようとするとき、相手が「それを受けとめてくれるだろう」と思える場合にしか表現したくないものです。せっかく表現したものをぞんざいに扱われてしまうと、二度とその人には話したくないと思ってしまいます。

かといってファシリテーターが、事前に「信頼してください。安心していいですよ!」と声高にいっても余計に警戒するだけ。まず、この人は私の話を聞いてくれる人だ、と体感しない限りその人にとって大切なお話はしてくれません。 心構え1.で述べたように遊びあえる関係をまずはつくってみましょう。

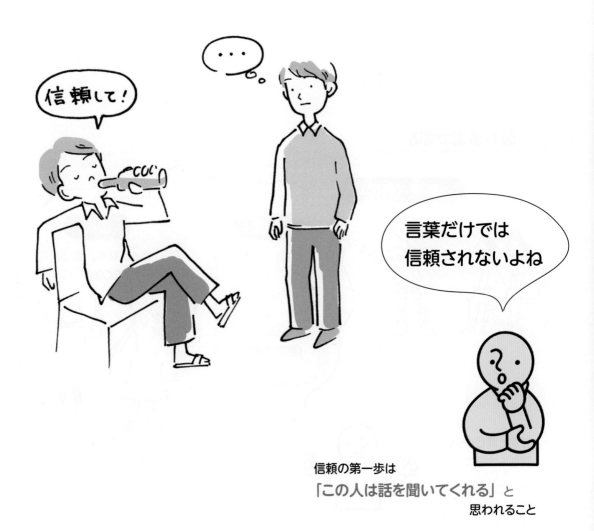

信頼の第一歩は
「この人は話を聞いてくれる」と
思われること

4. 参加者の話を興味を持って聞くこと

即興のエクササイズは、それを楽しいと感じる人、逆に苦痛だと感じる人がいます。その違いは、人それぞれの言葉に対する捉え方にあります。

端的に言ってしまうと「即興が楽しい!」と面白がることができる人は、思ったことを口にすることに躊躇がありません。一方で苦痛だと感じる人は、一度頭で吟味してから言葉を出したい、と思っているので、展開に体が追いつかない。

そのような質の違いがあります。

演劇的手法を学ぶことは「生きる練習」です。せっかくならどんな人でも演劇的手法で楽しくやり

とりができるようにしましょう。今のところどんな人にも有効なのは、「まずは、その人の話を興味を持って聞く」です。P24 〜 25 で印象的だった出来事を 2 つ紹介します。

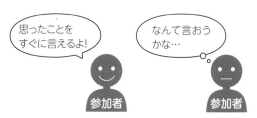

表すまでのプロセスは
人それぞれ

5. 「訊く」「聴く」「聞く」の違いを意識する

同じ「きく」という言葉ですが、整理してみると行っている行為に明らかに違いがあります。ファシリテーターとして相手の話を「きく」場合には、今何を「きこう」としているのか、ということを意識するようにしましょう。

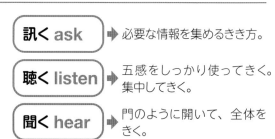

6. まずはその場で起こることを大切に

ここでのファシリテーターの役割は、グループの「正しい方向性」や「達成したい目的」に引っ張っていくことではありません。参加者同士が遊びあえる関係性を作り、それらを通じてその場で生まれた感覚や感情を素直に表せる場づくりを目指します。 聞きあう場づくりを心がけると、参加

者が互いの表現に敬意を払うように自然に変化し始めます。まずは参加者に、ここに来ると、楽しい! 話を聞いてもらえる! と思ってもらえることがグループを継続することの第一歩です。

印象的だった出来事

聞くことの大切さ ── やりとりのその前に

表現教育家　岩橋 由梨

　2002 年に和歌山の山間部に住む独居老人の方向けに、「独居老人の社会とのコミュニティづくりと、心身を健康的に動かす経験をしてもらう」ために何かやってほしいと行政から依頼を受けました。集まった皆さんは 70 代以上の 20 名弱ほど。それぞれ体に痛みや不調をお持ちの方々でした。

　「やれる範囲で体を動かしてみましょう」と提案して、ゲームを始めたものの、30 分ほどで「疲れた」「しんどい」とやめてしまいました。その後はなぜかお茶会になり、「まあ、先生もお茶おあがり」と勧めてくれました。私は途中で活動が中断されたことに憮然としながらも、この活動の最後をどう終わらせたらいいのか、考えることにしました。

　そのうちに皆さんの喋っている内容が聞こえてきました。「どこどこが痛いから、庭の○○を摘んで煎じた」「歩くならこの場所が今は綺麗だ」などの情報交換をしているのです。私はだんだん面白くなって、いつのまにか皆さんに積極的に質問していました。そのままにしていると会話があちこちへ飛んで、全く知らない近所の噂話になるので、道筋を時々元に戻すことや、情報を整理する役割を担い、その日はあっという間に終了時間になりました。

　帰り際、皆さんが一様に「すごく面白かった。勉強になった。先生、ありがとうな!」と帰って行きました。終わってから、参加者のことを何も知ろうとしないままやりとりをしようとしたのは失礼だったと思いました。これは 20 年たった今でも教訓にしています。これをきっかけに和歌山県国民健康保険連合団体主催の高齢者の健康リーダー養成のお仕事に数年間携わることになりました。

聞くけれど、「聞きすぎない」

　もう一つ大切にしていることは、やりとりを楽しむ場で最初からあまり個人の事情を聞きすぎないということです。互いに普段の立場や状況を知らないからこそ、楽しめるということもあります。最初の方は、個人的な領域に踏み込みすぎない、適度な距離感を気をつけています。

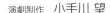 印象的だった出来事

ただ聞くことの意味
命を救えなかった体験

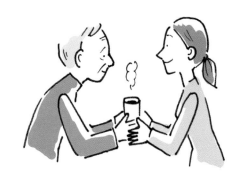

演劇制作　小手川 望

　私は大阪市西成区に居住し、仕事をしています。今回このワークショッププログラムの「受信」がなぜ大事か、受容的に人の話を聞くことの意味について、個人的な体験談をご紹介します。

　通称、釜ヶ崎ともよばれるこの地域には路上生活者がおり、2000 年前後には最も多い時で約 3000 もの人が地域内で路上生活を送っていました。

　2022 年の現在でも旧あいりん総合センター周辺には 30 ～ 40 名前後の方が野宿されていて、2020 年から 2021 年にかけての冬に 3 名の方が路上で命を落とされました。生前から支援団体や行政、医療関係者が関わり、2 名の方は体調を崩されてから多くの人が何回も必死に説得をして医療機関につなごうとしましたが、病院に行くこと、治療を受けることを拒絶され、意識を失ってからやっと救急搬送したものの命を救うことはできませんでした。

　私は 2020 年の秋から旧あいりん総合センター周辺でコーヒーを淹れて、その時々に路上で出会った人とお話をする場を開いてきましたが、亡くなられた彼のところにも何回か訪れていました。「コーヒー好きや。また淹れてきてや」と喜ばれていましたが、「そろそろ生活保護受けてアパートで暮らした方がいいんちゃうか」とか「歩けなくなったらもう病院行った方がいいよ」というこちらの言葉には、聞こえないふりをされていました。

　そのように支援を拒絶する気持ちになるのに、これまで行政機関や医療機関でどれだけ過酷な体験をされたのか想像もつきませんが「支援を受けない」と決めた彼の気持ちを、ご存命のうちに変えることはできませんでした。

　「どのような関係性を築くことが可能だったのか」。重い宿題を突きつけられた体験でした。私がコーヒーを淹れて、人とおしゃべりをして聞く場を開いているのは、S さんのように支援を全て拒否された方と、それでも何らかの関わるための回路を開く試みだと思っています。

ワークショップ1回目

1. 参加者の受付と誘導

　対面でワークショップを行う場合は、事前に会場を整えます。会場は地域の公民館や体育館、職場の会議室など多様な場があるでしょう。机がある場合は片づけて、椅子もしくは床に、一人一人の参加者が全員の顔をよく見えるよう円になって座れるようにします。円になるのはファシリテーターと参加者との間にヒエラルキーをつくらず、全ての人がフラットな立場で参加するためです。参加者の受付はファシリテーター以外の人が担当します。ワークショップの時間配分は、参加者や目的、内容に応じてその都度検討しましょう。
（P47の内容も参考にしてください）

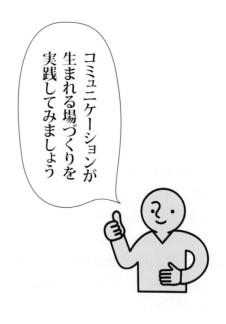

コミュニケーションが生まれる場づくりを実践してみましょう

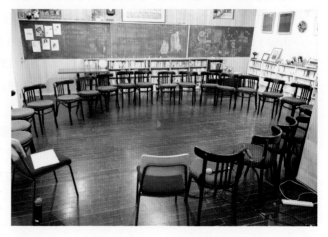

ワークショップが始まる前にまず、参加者が円形になって1つにつながれるように、会場を整えておきます。椅子を使う場合は写真のように。椅子を使わず、直接床に座って丸くなる方法もあります。

2. ワークショップ

ワークショップ全体の構成（90分）

①オリエンテーション	10分	Zoom機能の説明、ファシリテーター自己紹介 ワークショップの説明
②チェックイン	20分	ソシオメトリー…ある集団が持っている特性、嗜好、方向性を明らかにすること
③ワーク	30分	言葉の実験……30分
④ふりかえり	30分	今回のワークを参加者と共に振り返ります。

❶ オリエンテーション（10分）

　ワークショップの大まかな流れについて説明します。オンラインの場合はZoom機能の確認や、「今日ここで呼ばれたい名前」に変更してもらいます。番号が必要な場合もこのときに入力してもらいましょう。

　ファシリテーターの自己紹介、WSプログラム紹介、活動内容のねらい(例：①互いに知り合うこと、②普段のコミュニケーションを見直してみる、③それぞれの気づきを共有する学びを体験するなど)を説明します。

　また、参加者が安心して参加するために、パスしてもいいこと（回答するか否かは自分で決めていいこと）、正解や間違いはないこと、演技の上

手下手は関係ないこと、いつでも質問して良いこと、講座の最後に一人一人感想や質問を話せる時間を設けていることを伝えます。

❷ チェックイン
**　【ソシオメトリーで仲間を知る】（20分）**

　ラテン語に由来するソシオ（socius）は「仲間」、メトリー、（metry）は「測定」という意味で、心理療法家のヤコブ・モレノが考えたある集団が持っている特性、嗜好、方向性を明らかにするアクティビティーです。

　ソシオメトリーを行うことで、ファシリテーターが集団を知り、参加者がメンバーや、メンバーの中の自分の位置を知るきっかけになります。

ソシオメトリーの進め方（オンラインワークショップの場合の例）・・・・・・・・・・・・・・・・・・・・・・・・

① 基本のポーズ

まず、片腕を自分の体の前
に出します。

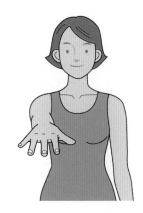
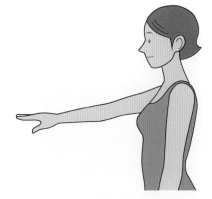

② 質問への答え方

A 肘を起点にして、手を上に
　向けると「その通りです」　**B** 横に向けたら「まぁまぁ」　**C** 下に向けると「全く違います」
　という意味になります。

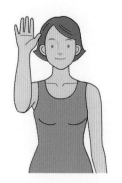
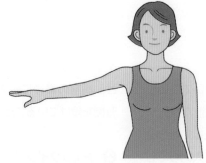
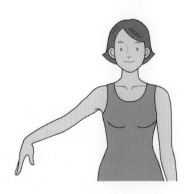

③ **質問をする**　ファシリテーターの合図で、参加者は腕の角度を用いて質問に答
　　　　　　　　えます。質問の例は次の通りです。

④ **感想を聞く**　質問をしたら、2〜3人に感想を聞いてみましょう。
　　　　　　　　少し個人的なことを質問した際には、「どういったところで、その
　　　　　　　　判断をしましたか?」と尋ねて、一人一人の判断基準の違いを浮き
　　　　　　　　彫りにしていくと、自分や他者をより理解することができます。

ソシオメトリーの質問の例

- 今の体調　と　心の状態
- 朝ご飯は必ず食べる、食べない
- 好きなものは先に食べる、後で食べる

【少し個人的なこと】

- 話すのが得意、不得意
- 聞くのが得意、不得意
- 物事を決定する時、論理的に決める、直感的に決める
- 時間管理が得意、苦手
- 整理整頓が得意、苦手
- 物事をはっきりさせがち、あいまいにしておきたい
- 社会の中で生きるのが幸せ、独自の世界観を持つことが幸せ
- 今の職業以外の職を考えたことがある、全くない
- 今の仕事が向いていると思う、向いていないかもと不安になる
- 演劇的手法を自分はやれると思う、やれる気がしない

できれば、質問の最後に、演劇的手法に関する質問を入れてください。"演劇"に自信がないのは自分だけではないと知ることが、参加者の皆さんの安心感につながります

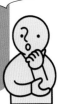

ファシリテーターの方へ	対面の場合は部屋の端と端に椅子などを置き、それぞれの場所の意味（例：片方の端が話すのが得意と思う人、反対の端が不得意だと思う人、真ん中がまあまあと思う人）を伝えて、今日の自分の位置に立ってもらいます。違う質問を何度か行いながら、参加者が自分の場所を自ら選んで立つことや、近くの人と自分のことを話すきっかけにします。ファシリテーターは、参加者から質問を募ったり、それぞれの場所の端にいる人に感想を聞いたりして、参加者の言葉を拾っていくきっかけにします。

❸ ワーク【言葉の実験】

後述する2人のダイアログをテキストにして、さまざまな言い方を試みながら言葉の伝わりを体験してみましょう。言葉の意味は同じでも、読み方の違いによって、2人の関係性や、会話から受ける印象が大きく異なることが分かります。

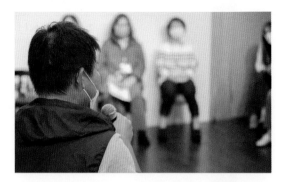

以下の手順で行いながら、途中途中で参加者の感想を聞いてみます

手順 ①	ダイアログを例示する。 可能であれば、講座前に、ダイアログを配布。当日は、Zoom のチャット機能にダイアログのファイルを添付し、ダイアログの文章もテキスト入力する。 （できればプリントアウトして手元に持っておくことが望ましい）
手順 ②	ワークの内容を説明し、参加者の中から会話する2人を募る。
説明例	「今から実験をします。実験なので、上手下手は関係ありません。実験に協力してくださる方を2名募集したいのですが、どなたかおられませんか?」
手順 ③	手順③テキストの中のセリフ1、セリフ2を担当する人を決めて、最初は棒読みで読んでもらう。
手順 ④	セリフ（1）の人は大きな声で、セリフ（2）の人は小さい声で読んでもらう。
手順 ⑤	手順④の反対で（1）の人は小さな声で（2）の人は大きな声で読んでもらう。
手順 ⑥	指示通りに読んだときや、相手の声を聞いたときにどんな気持ちになったか話してもらう。

手順⑦　2人組を変えて最初は棒読みで、次に新たな指示で読んでもらう。

指示の例

・早口⇄ゆっくり、間を詰める⇄間を空けて（早口の人は、早すぎて何を言っ
　ているのかわからない状態になってもOK。ゆっくり話す人は、相手につ
　られないように注意。）
・だんだん大きな声になる⇄だんだん小さな声になる
・前屈みでだんだん小さくなっていく⇄だんだん大きくなって最後は立ち上
　がる（オンラインの場合はカメラにどんどん近づいていくことも可）

手順⑧　いろいろな読み方を試みた感想をその都度聞いて、どんな変化があったの
　　　　かを確認する。

手順⑨　実験の最後はできるだけ、2人とも笑い[1]ながら読んでみることをやって
　　　　みる[2]。

※1：あざける笑いではなく、親しみを込めた笑いであること
※2：対面であれば、肩を並べるなどの距離を縮めたり、肩を軽く小突き合うなどの身体接
　　　触があってもよい。

コミュニケーションにおける情報伝達は、言葉の意味だけでは伝わりません。どんな声で、
どんな姿勢でどんなスピードでその言葉を言っているかで、時には意味が正反対に変化し
てしまいます。

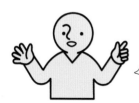

この実験を通じて、普段の自分のコミュニケーションの取り方を振
り返ってもらうきっかけにします。相手とのやりとりがうまくいか
ない場合、言葉の意味だけではなく、どんなやりとりをしている
のかをチェックしてみるのも1つのポイントです

ダイアログ例

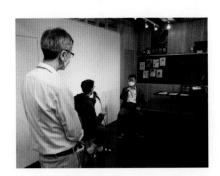

(1) 人の言う事なんにも聞いてないでしょ

(2) だってたいしたこと言ってないでしょ

(1) なによ、その言い方は

(2) 私の言い方のどこが悪いのよ
　　そっちの言い方が悪いんじゃない

(1) 私の言い方が?

(2) そうよ　そうやってそっちがいつもけんかを始めるんだから

(1) あなたが始めたんじゃないの

(2) うるさい　いいかげんにしてよ

解説 **女性言葉について**

このダイアログは、女性言葉で書かれています。それは、ネガティブな言葉を多く使っているので、それを男性言葉で大きな声で言われると威圧感があり、相手がおびえてしまう場合があるからです。

男性が女性言葉で言うことで、威圧感や怖さが少し和らぎます。男性によっては、女性言葉では言いにくいという方もおられますので、その場合は、語りやすい言葉に変えていただいても構いません。

❹ ふりかえり

体験を中心にした学習では、何を経験したか、そのことでどんなことを感じたのかを言語化して腑に落としていくことが必要です。（参照：図2 体験学習の4つの領域）

2人ペアになり（Zoomの場合はブレイクアウトルームを利用）、5〜7分程度、全体を通しての感想を話したり、言葉の実験をしたりします（感想を話すか実験をするかは、ペアごとに本人たちで決めます）。Zoomであれば、ブレイクアウトルームから全体に戻った人から、チャット欄に感想や質問を記入します。

「体験学習の4つの領域」、「わかちあう」について、次の図2を示しながら説明します。

ふりかえりの流れ

● 2人のペアになる

● 感想を言い合う・
　言葉の実験をする

● 全体に戻り感想を言う・
　質問をする

体験を通して感じたことを
言語化する

重要なのは
参加者全員が自分で
感想を語れることです

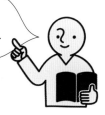

図2- 体験学習の4つの領域

体験学習には4つの領域があります。大人になると「わかる」（頭で理解する）から始めることが多くなるのですが、ワークショップの学びは「やってみる」→「わかちあう」をくりかえしてようやく「わかる」となる場合も少なくありません。ファシリテーターとして、今はどんな学習の場面なのか意識してみましょう。

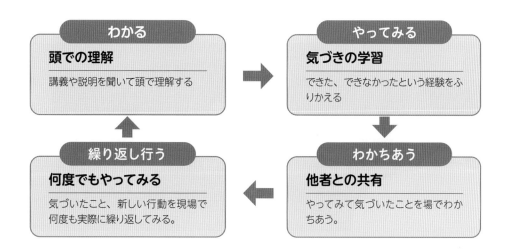

わかる
頭での理解
講義や説明を聞いて頭で理解する

やってみる
気づきの学習
できた、できなかったという経験をふりかえる

繰り返し行う
何度でもやってみる
気づいたこと、新しい行動を現場で何度も実際に繰り返してみる。

わかちあう
他者との共有
やってみて気づいたことを場でわかちあう。

ふりかえることの大切さ

「わかる」は1人の学習を対象にしていますが、「わかちあう」は場に参加していることで生まれる学習です。

- ● 大切なのは「自己開示」（ただし、何をどの程度開示するかは、自分で決めて良い。決して無理はしなくてよい。）

- ● 全体で学びあえる、共に学び合う関係性が深まることを学習として捉える

- ● 知識の獲得が目的ではなく、他者と経験をわかちあっている状況、その過程を学習として捉える

参加者に、2つのワークを体験してどう感じたかの感想を聞きます。自分に生じた変化や、感じたこと、気づいたこと、他の人のワークを見た感想などを順番に聞いていきます。

このとき、できるだけ全員が発言することが大事です。対面の場合は、最初と同じように円座に戻って一人一人発言してもらいます。発言したくない人、まだ言語化できない人には「パスしてもよいですよ」「まだ言葉にできなければ最後に発言されてもよいですよ」などの声がけをします。

ふりかえりの時間には、体験学習では答えが参加者の数だけ存在することや、体験するプロセス自体に学びがあることをしっかりとお伝えしていきます。ワークには何か正しい答えがあるわけではなく、自分はどのように感じたか？　それをどのように受け止めたのかを聞いていきます。

このふりかえりによって、受講した人の中でもワークで生じたことに対する整理が行われます。ふりかえりの後は、ここで体験した役柄や気持ちはいったん外して、また日常へと戻っていきます。

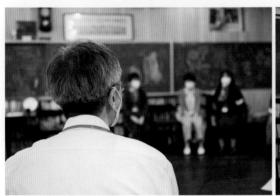
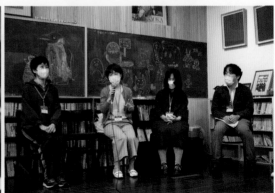

ファシリテーターの 方へ	ファシリテーターがつくる表現の場は、ファシリテーター個人の人柄や雰囲気、感覚といった個性が反映されます。それはその人にしか作りようがないものであり、何が正解か、どちらがよりよいか、と言うようなジャッジはできません。ただ、参加者がより表現に向かいやすくなる、より解放されていく、ということはあるかもしれません。ですから「正しいワークショップ」はないかもしれませんが、「どういったことに向かって場をつくり、すすめていくか」をファシリテーターが意識しましょう。

ワークショップで起きていること

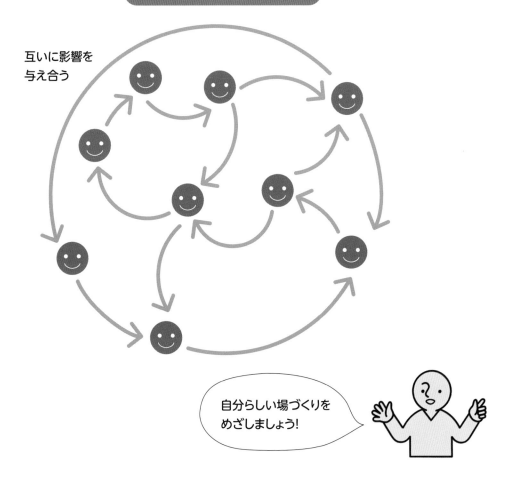

互いに影響を
与え合う

自分らしい場づくりを
めざしましょう!

ワークショップ2回目

ワークショップの場づくりの基本的な考え方については、最初の「心構え」を参考にしてください。今回は、イメージしたものを外に表してみること、それらを共有することで一体感を感じる場づくりを目指します。内面で感じた葛藤や感情を言語化するだけではなく、イメージしたものを身体表現する体験を伴わせることで、上手、下手に関係なく実感を伴った伝え合いが体感できることを目指します。

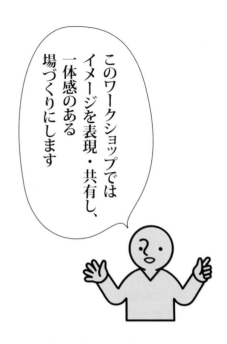

このワークショップではイメージを表現・共有し、一体感のある場づくりにします

1. 参加者の受付と誘導

P26とP47を参考に行います。

ワークショップ全体の構成（90分）

①チェックイン	15分	ファシリテーターあいさつと今日のワークショップの説明 参加者とのチェックイン
②ワーク1【身体をほぐす】	15分	身体をほぐす……………………………5分 こんにゃく体操、納豆体操 ……5分 色や感情を声と動きで表す ……5分
③ワーク2【動く彫刻】	30分	動く彫刻 …………………………30分
④ふりかえり	30分	ワークを参加者と共にふりかえります。 今日のワークのふりかえりと、全2回のふりかえりをします。

2. ワークショップ

❶ チェックイン
【あいさつとワークショップの説明】

1 回目の手順を参考にして、チェックインを行います。今回は「食べ物」をテーマとして扱います。

「今日は食にまつわるお話をみんなとわかちあいます。まずは、思い出の食べ物について教えてください。いつ、どこで、誰とどんなふうに食べたかなどを、1 分くらいの時間の間に思い出してみてください。」

（1 分経った頃に）「それでは、その思い出のお話にタイトルをつけてください。これから、今日呼ばれたいお名前とタイトルだけを順番に伺います。」全員が言い終わったら、挙手で時間の許す限り何名かにそのタイトルのエピソードを伺います。

場合によっては、参加者から聞きたいタイトルのエピソードを募って本人の了承を得た上で、話してもらうのもよいかもしれません

チェックインの役割

日常で背負っている
いろいろな役割をいったんやめる

自身へ目を向ける

非日常のワークショップ
の空間へ没入する

いつもとは少し違った空間へ
入るきっかけをつくっていきましょう。

ファシリテーターの方へ	チェックインとは、大切なスタートの時間です。今回は、身体表現などをたくさん経験していただくため、思い出の食べ物についての話は一人一人が濃厚で豊かである分、全てを出さずにタイトルのみに抑えました。そうすることによって次の活動へのエネルギーが少し高まります。 　一般的にチェックインは、近況や、体調、心身の状態など自分のことを落ち着いて振り返る時間を持ってもらいます。日常ではいろいろな役割を持っている方も、ここではそれを下ろして、まずはご自身へ目を向けてもらう。そうして日常とは少し違うワークショップの空間へ入るきっかけにしていきます。

❷ ワーク1 │ イメージとともに
**　　　　　│ 身体をほぐす、動かす**

　今日1日の疲れをほぐすためにも、最初に少し
身体を動かしてみましょう

```
準備運動のワーク
```

身体ほぐし

数人の方に、今ご自身の身体の中でほぐしたい場所
を伺います。そこを皆で動かしてほぐしてみましょう。
例えば腰と言われてゆっくりとまわしたい人やねじりた
い人など体の状態によってほぐし方は様々です。分か
らなければ他の人の動きをまねてみてください。提案
した人が、ほぐれたと思ったら、次の人を指名しましょ
う。ほぐし足りなければ、同じ場所を言っても構いま
せん。

例：「○○さん、身体の中でほぐしたいところはどこで
しょう？」

　「首です」

　「みなさん、ご自身の首がほぐれる動きをしてみま
しょう。

　かたむける、ゆっくりまわすなどいろいろありますね。

　どう動いたらいいかわからない場合は、人のまね
をしてみてください」

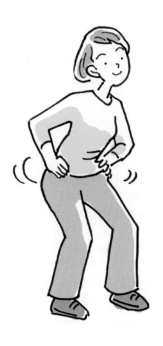 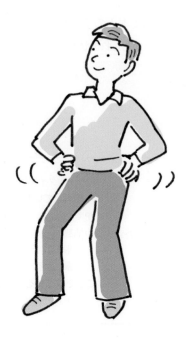

イメージで動くワーク

① こんにゃく体操・納豆体操

身体の力を抜いて、全身をほぐします。こんにゃくのように、納豆のようにとイメージしながら身体を動かすと、日常とは違う動きが作りやすくなります。

慣れてくれば、その動きに「くにゃくにゃ」「ねば〜」など擬音語擬態語などの声をつけながらやってみると、その声に引っ張られてよりコミカルな動きが引き出されます。

オンラインの場合は、マイクをオンにして参加者同志の音や動きが共有できる様に促します。

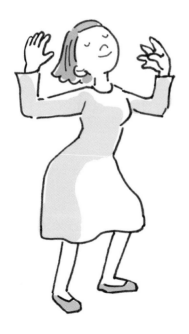

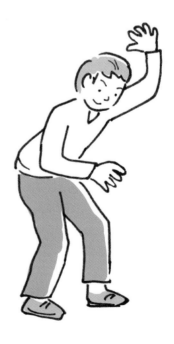

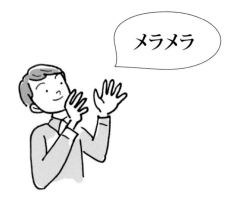

メラメラ

② 色を表す

色から湧くイメージを身体と声で表します。例えば、「赤」。「はげしさ」や燃えさかる炎「メラメラ」、太陽の光「ギラギラ」など、赤から連想されたものを考えてそれを身体と声で表します。

ファシリテーターの方へ	「青」「黒」「白」などできるだけ身近な色を選んでみてください。例：青→真っ青　白→神聖さなど、色から思い浮かぶ形容詞や名詞から表すとやりやすいとアドバイスしてもよいでしょう。これは、イメージは人それぞれである、ということを実感してもらうワークです。自分の表現に自信がない人に対して、どんなものをイメージして表しても大丈夫ですよ、とアドバイスしてもいいかもしれません。 　色のイメージを身体と声で表すなど、やったことがなくて難しいと感じる方が多いと思います。まずは「赤」など比較的トライしやすい色を選択し、参加者のさまざまな表現の違いを確認していきましょう。「よい」「わるい」の判断ではなく、ちょっとした表現の工夫を身体で表そうとしたことを認めてみてください。

③ 感情を表す

感情を指定してそれらを動きや声で表してもらいます。例えば「お腹がすいた」「ダイエット成功してうれしい」など。指示する感情はできるだけシンプルなものを。それらを表す動きも即興なのでシンプルでくりかえせるものがよいでしょう。

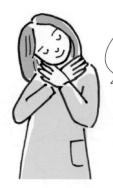

ダイエット成功してうれしい!

ファシリテーターの方へ	●身体表現に対する声かけの例 　「ちゃんとやる、正しく行う」という意識があると、イメージの即興ワークは難しいものになってしまいます。その際、以下のようなリラックスした声かけが助けになるかもしれません 　（例）「自分の出した表現はどんどん忘れていくつもりでやってみましょう」 　　　　「できないことをみんなで笑って楽しんでみましょう!」 ●参加人数が多い場合 　2チームにわかれて互いの表現を見合うのもいいですね

他のアイデア

「おねがい」「だめ」

2人組になって、片方は「おねがい」しか言えず、もう片方は「だめ」しか言えないという単純なゲームです。
何を「おねがい」しているのか、何を「だめ」だと言っているのか、誰と誰が会話をしているのかなども決めずに行います。
時間が来たらお互いどんな感覚でいたのかを明かし合いましょう。

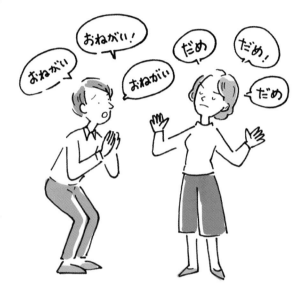

〈やり方〉

1： 参加者に2人1組になってもらう。

2： どちらが「おねがい」するかどちらが「だめ」というか決める。

3： 「おねがい」「だめ」「おねがい」「だめ」と時間まで交互に会話してもらう。

ファシリテーターの方へ	相手に対して意思表示をはっきりするということがなかなかしにくい時、ゲーム感覚でこういった表現を経験してみましょう。 　参加者が慣れてきた2回目以降のウォーミングアップには最適です。 　はじめての場合は行う時間を1分くらいの短めに、慣れてきたら2、3分に伸ばしてみます。長くやっていくうちになんとなく相手や自分のイメージが固まったり、そうかと思うとまた崩れたりしていきます。何も決めないからこそ、いろんなことが思いきってできるのだという感覚をつかんでもらうのにいいワークです。 　ぜひどこかで試してみてください。

❸ ワーク2【動く彫刻】

参加者の中から1人、自分のことにまつわるお話をし、それをきいた他の人が演者になってその人の気持ちを身体と声で表します。できるだけシンプルな動きで、何度か繰り返せる動きがよいでしょう。

今回は「ダイエットの失敗、または成功」というテーマで思い出すことをお話ししていただきます。

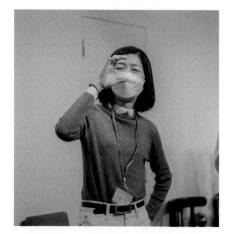

さて、これはどんなお話を聞いたあとの彫刻(ポーズ)でしょうか? 想像をしてみてください。

〈やり方〉

1: 「ダイエットの失敗、または成功」というテーマで思い出すことを考えてもらいます。

2: 参加者のうちの1人にそのお話を語ってもらいます。できれば挙手で。お話は1分前後で終わる短いものを、お願いしてみましょう。

3: 聞いていた人全員、もしくは、人数が多い場合は、3〜5人程度のグループをつくり、そのグループメンバーでその人の気持ちを繰り返しのアクションで表してもらいます。このとき、語り手に自分のエピソードのどの部分を特に演じてもらいたいか、シーンを切りとってもらいます。演者は、そのシーンをアクションで表します。慣れてくれば、

そこに声や音も出してみましょう。なお、オンラインの場合は、語り手と演者以外は、ビデオをオフにしてもらいます。

4: お話を語ってくれた人に皆さんの表現を見てどう思ったのかの感想を聞いて終わります。

5: 新たな語り手を募り、他のグループメンバーにも同じ手順で演じてもらいます。
気持ちという見えないものを自分なりの音と動きで表現する活動です。同時に語り手は自分が語ったエピソードが表現されるのを見るワークでもあります。1人だけではなく、複数の人が同じ気持ちをそれぞれ表現するその違いを見てみましょう。

ファシリテーター の方へ	これは語り手になりきる演技や語り手のストーリーを時系列に並べる必要がなく、印象的だったことをそのままやることができるので、誰でもできます。最後に、語り手の感想を聞いてください。場合によってはやった人の感想や見ていた人の感想をきくのもいいかもしれません。個人的な話を全員で表現してみると、案外皆にも思い当たることがあり、個人的だったことが普遍的な話になります。 ・最初は語り手としてなかなか手が挙がらないかもしれません。それでも焦らずゆっくりと待ってみてください。何もなければ、ファシリテーターの経験を少し話すところから始めてもいいかもしれません。 ・語り手のストーリーがちゃんとできたか、という答え合わせのお芝居ではありません。アクターがうまく演技ができなくても、心配ないことをしっかりと伝えましょう。 ・時には、語り手のイメージとは違う表現になってしまうかもしれません。動く彫刻が終わった後に、語り手に感想を聞き、違ったのであれば、どんなところが違ったかをお話ししてもらい語り手の世界も共有しておきましょう。

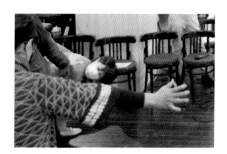

手足や身体を自由に動かしているうちに、心も自由に…

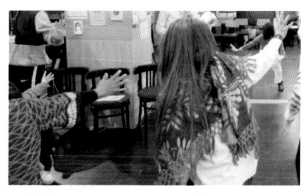

同じポーズでも、人によってみんな違う。それがいいのです。

❹ ふりかえり

① ふりかえり

1回目はコミュニケーションが生まれる場づくり
として
- ソシオメトリー　- 言葉の実験

を行いました。

今回はイメージしたものを表現し、それを共有
する体験として
- 色や感情を身体表現する　- 動く彫刻

を行いました。

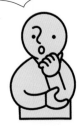

ワークショップの1、2回目を
経験してどんなことが
今残っていますか?

② ファシリテータークリティーク

ワークショップの終了後、参加者のふりかえり
と同様に、企画者側のファシリテーターやスタッフ
もふりかえりを行います。このワークショップの「ね
らい」が達成されたかどうかふりかえりましょう。

ワークショップの最初に参加者に表明する目的
と表明しない目的があります。最初にねらいを言っ
てしまうと、体験はそのねらいをゴールにしたも
のになってしまいます。できるだけ参加者から体
験した言葉を引き出し、その場の学習に反映させ
ていきます。

わかちあうことから学ぶ場では、できるだけ参
加者が発見していく機会をうばわないようにした
いものです。例えば1回目のワークショップにお
いて、次のようなねらいだけオープンにします。

- 互いに知り合うこと（他者を知ること・自分を知
  ること）。
- 普段の自分のコミュニケーションを見直してみる。
- それぞれの気づきを共有する学びを体験する。
- まずはやってみること。

一方、次のようなねらいは、事前に参加者には
伝えません。
- 相手の立場に立つ、自分の立場を見直す
- 人は皆違うからこそ、1つの立場から判断せず
  に俯瞰で捉える。

ワークショップの入口と出口

「ワークショップの入口と出口」演劇的手法を使ったワークショップは、いったん日常生活から離れて行います。ワークショップに参加するには、前述した入口としての「チェックイン」出口として の「今日のやったことのふりかえり」が必要です。ワークショップの場づくりの際には、この入口・出口を意識するようにしましょう。

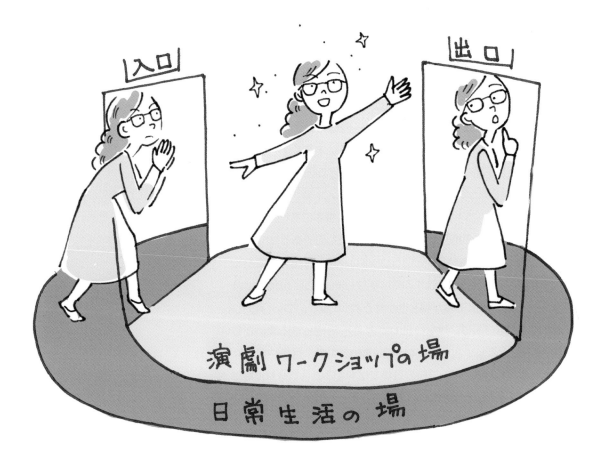

実践② 即興(インプロ)を学ぶ

対話ファシリテーター 髙本 裕子

インプロとは英語のインプロヴィゼーション(improvisation)の略です。『インプロゲーム』という著書で有名な絹川友梨氏は、次のように説明しています。「インプロ演劇では、打合せや台本はありません。仲間と協力しながら、自分を最大限に使って、何が起こるか分からない"瞬間"を生き、筋道の通ったストーリーを創造していきます。」

このような即興を私たちは実はできるはずなのですが、現代の日本社会において職場などで発揮できているという人は少ないのではないでしょうか。チームの一人一人がそれぞれの持ち味を大事にしながらその場その瞬間に創造的アイデアが出てくるとしたらどんなにすばらしいことでしょう。

初めてインプロを経験した人から「こんなに楽しいのは子どもの頃以来」という感想を聞くことがあります。インプロは、想定外も不確実性も越えて、その瞬間の面白さを見つけて動ける体験ができます。また、想定通りに見える時でも、微細に受信すれば全てが同じではなく、少しずつ違うことが起こっています。その都度いろいろな引出しが開くような楽しさや喜びを十分に味わったら、ファシリテーションをやってみる段階に進みましょう。

演劇的手法のファシリテーターの物の見方の根本にあるのは、「場で起こることは互いの相互行為を通して生じるものである」ということです。相手を変化させたいというコントロール欲は誰の中にあるものですが、インプロを実践する時は手放しましょう。現代では過剰な個人主義や成果主義が幅をきかせるようになり、つい「努力して能力を上げなければいけない」という考え方を「信じて」しまいがちです。まどろっこしい言い方になってしまいますが、目標や目的はいったん設定したら、インプロの現場では枠組みとして背景になります。「今この瞬間」の場で即興して遊ぶことで、とらわれが緩んで結果としてよい変化が生じます。

開催の前の準備について学ぶ

① お知らせを作成する

　このプログラムでは、まずワークショップに参加してからファシリテーターをやってみるという段階を踏み、その後も練習やフィードバックの機会を提供しています。しかしながら、これを読んでいる人の中にはご自身の現場が既にあって、自らワークショップを企画したいという方もいらっしゃるかもしれません。また、実践したい場がまだ決まっていない人もプログラム終了後を想像してお知らせ書く練習をしてみてはいかがでしょうか。テーマや内容を伝える文章を考えて書いてみるのは学びになります。

　即興体験を届けたいと思う人達のことを想い描きながら、ご自身の想定するワークショップについて以下の項目を書き出してみましょう。

● ワークショップのタイトル
● テーマ／サブタイトル
● 対象者
● 内容（対象者にとってどんな体験になるか）

　特に、「どんな体験になるか」は、読んだ人が興味を持って参加したくなるような、ポジティブな表現をすることが大切です。

　参考として、健康教育テーマではないのですが、私が最近、企画したワークショップのチラシ内容から一部、紹介します。

● **ワークショップのタイトル**
「対話×表現ワークショップ」

● **テーマ**
あたらしい自分のとびらを開く

● **対象者**
対話を体験してみたい、自分らしさを出せるようになりたい人、対話も表現も初めての人も OK です。

● **内容（対象者にとってどんな体験になるか）**
対話や表現を楽しみながら自分らしい表現をみつけるワークショップです。

過去のワークショップのチラシ内容から一部抜粋

　言葉や文章は思った以上に人を動かす力があります。初めてのことに一歩踏み出そうかどうしようかと迷っている人の背中をスッと押せる言葉にはどんなものがあるかぜひ考えてみてください。

② 場所、日程、定員、場所の決定と確保
場所や日程を決めます。

③ 募集をする
お知らせを届けましょう。

インプロ・ファシリテーター・マニュアル
（第 1 回：60 分構成）

❶ ウォームアップ

ファシリテーターとしてのウォームアップは、ワークショップが始まる少し前から始めます。それは、集まってくる参加者の声や立ち居振る舞いなどの様子を観察して、微細に受信することです。緊張しているとか疲れて見える様子など、いろいろなことが感じられるはずです。

名札には、「今日ここで呼ばれたい名前」を書いてもらいます。この名前で呼び合うことは、上下関係のとらわれを意識から減らしたり、いつもと違う名前で呼ばれる新鮮さをうまく使えたりする効果があります。

しかし、参加者同士の関係性によっては、ニックネームで呼ぶこと・呼ばれることに心理的抵抗がある方もいるかもしれませんので、他の参加者と「どうしましょうか」と相談してもよいでしょう。

ワークショップの最初にはファシリテーターからあいさつ、自己紹介をして、会の主旨を全員に伝えた上で、ウォームアップを開始します。やる前にあまり説明しすぎないようにし、どういった面白さがあるかなどは、実際にやってみて感じることを大事にします。またどのワークも簡単に説明したらお手本をやってみせて、質問がないか受け付けてからスタートしましょう。

ネームコール

〈やり方〉

1： 輪になり、ファシリテーターが参加者一人一人と順番に向き合って、「今日呼ばれたい名前」声に出して 1 人ずつ呼びます（参加者全員が「今日呼ばれたい名前」を書いた名札をつけている前提です。オンラインの場合は表示名を変更しておいてもらいます）。

2： 呼ばれた人は、その呼び名で OK なら、「はい」とか「それでいいです」などと答えます。イントネーション等が違ったらその人に言い直してもらいます。ファシリテーターはそのワークショップを通じてその人が「正しい」と思う言い方で呼べるように、よく聞いて真似るように意識しましょう。

3： 発音やイントネーションを含めて OK をもらったら、「せーの」と合図を出して他の人全員にその名前を呼んでもらいます。各自、自分のタイミングで呼んで良いので、声がピタッと揃わなくても O K です。1 人終えたら次の人に移り、全員と同じことを行います。

4： 簡単にふりかえりをします。数人に、やってみてどうだったか、感想を聞きます。

5： ファシリテーターから、やってみて場に生じた面白さや発見をフィードバックします。

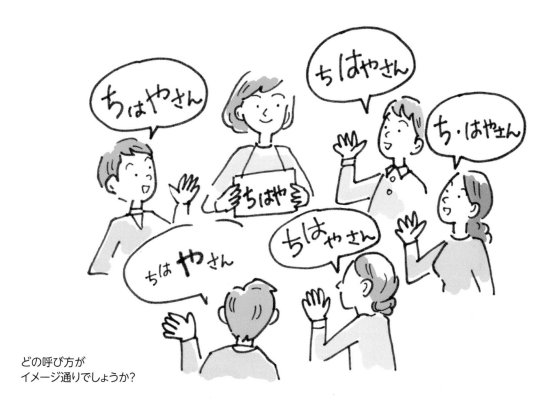

どの呼び方が
イメージ通りでしょうか？

ファシリテーターの 方へ	一人一人の呼び名を大切にすることで、ワークショップの冒頭から信頼関係を構築していくことが可能となります。最初に確認をしておくことで、その後呼びやすくなるのはファシリテーターだけではありません。参加者同士が、例えば感想を言うときに一緒にワークをした人のことを指して「〇〇さんとペアだったんですけど」というふうに言いやすくなります。オンラインでも可能で、かつ、簡単にできてウォームアップに最適なワークの一例です。

参加者への声かけ用コメント

　呼ばれたイントネーションや声の感じが少しでも違ったら遠慮せずに、思う通りのイントネーションや声の感じを伝えてくださいと言っておきましょう。

　自分の名前が思っている通りに呼ばれるどんな感じがするか観察してみてください。他の人の名前を呼ぶときの感覚も何かあれば後で教えてください。また、どのワークも「これはやりたくないなあ」と感じたら、遠慮なく「パス」と言ってもらって大丈夫です。

❷ メイン・ワーク

　参加者全員でできる、シンプルかつ楽しい2種類のワークを紹介します。対面開催なら全員で輪になります。オンラインならギャラリー・ビューにします。

味と匂い

　食べ物の味と匂いを感じながら食べるシーンを演じます。2チームに分け、一方が演じている間、もう一方のチームは観客になり何を食べているか当てるワークです。

〈やり方〉

1： 演じるチームは観客チームに分からないように話し合って、何を食べるところを演じるかを1つ決めます。例えばスパゲティ。Zoom の場合はこの話し合いをブレイクアウトルームにいったん分かれて行うことも可能ですが、時間の節約でファシリテーターがお題を決めて紙に書いて出してもいいです。その間は、観客チームに目を閉じてお題を見ないよう伝えます。

2： お題が決まったら、ファシリテーターが「1分間演じ続けてください」と伝え（計時開始）、食べる演技をスタートします。

3： 1分後、ファシリテーターが合図をし、観客チームに何を食べていたか当ててもらいます。観客チーム全員が当てられなかったら正解は言わずに、もう一度1分間演じます。1回目より当てやすいようにどこを強調するかなど考えて工夫して2回目を行います。終わったら観客に当ててもらいます。

4： チームを交代して食べ物のお題は変えて同様に行います。

5： 簡単にふりかえりをします。数人に、やってみてどうだったか、感想を聞きます。

6： ファシリテーターから、やってみて場に生じた面白さや発見をフィードバックします。

参加者への声かけ用コメント

　匂う、口に入れる、味わう、噛む、のみ込んで喉を通る、など、味わいや感触を感じてください。

　やってみて「普段どんな風に食べていたっけ?」と思ったら、実際にその動作をするときに少し意識して自分を観察してみるといいです。

ファシリテーターの方へ	「食べる」という動作は普段みんなやっているので簡単にできます。パントマイムのように、そこに何もなくても動きの演技で表現する、という面白さを体感できるワークです。ゲーム形式で行うことで、演技として気構えず、ただ何を食べているかが伝わるように、と集中できます。一方で、普段は無自覚の動作に意識化が起こります。ワークショップ後も、「食べる」という動作が「演じるとしたら」というフィルターを通して新鮮に見られるようになるかもしれません。肉まん、ハンバーガー、かき氷、すき焼き等、どんなものがこのワークで演じやすいか、事前に考えてみましょう。

ワンフレーズ・ストーリー

〈やり方〉

1： 1人一言ずつ言って皆でストーリーを作ります。まず輪になります。1人が自分の番で言えるのは1フレーズ（文節）だけです。文節というのは「ね」を入れて区切れる言葉の塊のことを指します。たとえば、桃太郎の話だとしたら、Aさんが「むかしむかし」と言う⇒Bさん「あるところに」⇒Cさん「おじいさんと」、という感じです。

2： 何でもありの自由では逆に難しくなるので、ファシリテーターが「お題を決めましょう」「縛りを決めましょう」などと参加者に質問を投げかけ、誰が主人公か、どこに向かっていく物語か、などを決めます（例：「誰の話にしましょうか?」⇒「魔法使い」。「どこに向かっていく?」⇒「悪者の館」）。

3： 1周目は練習です。考えすぎて言葉が出にくい人がいたら、ファシリテーターから「スピード感の方が大事な遊びなんです」「思いついた言葉なら何でもいいです」「変かもなどと遠慮しないで」などと声かけをしましょう。パスも1人1回までは可能等とルールを加えてもいいです。

4： 3~4周ほどしてストーリーがきりのいいところまで来たら、「あと○人で終わりにしましょう」と声をかけます。

5： 簡単にふりかえりをします。数人にやってみてどうだったか、感想を聞きます。

6： ファシリテーターから、やってみて場に生じた面白さや発見をフィードバックします。

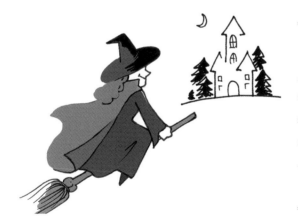

参加者への声かけ用コメント

次がどうなるか自分ではコントロールできません。「ままならなさ」を楽しみましょう。話の先を考えるより、他の参加者の言葉をよく聞き、前の番の人が言い終わった瞬間にひらめく言葉・発想をつかまえてみてください。誰でもそういうクリエイティビティーを持っています。

大事なのは、より楽しいか、より面白いか、です。

ファシリテーターの方へ	自分1人ではできない共同創作の面白さを経験できます。コントロールなどできないという気づきと諦めと共に楽しさが生まれます。自分がどんな反応をするのか、他の人がどんなふうに言葉をつないでいくのか、ドキドキしながら様々な発見があるはずです。なお、「1文節」というルールを忘れて、2文節、3文節言ってしまう人がいる場合、間違いを指摘するより流れの方を大事にします。

❸ ふりかえり

〈やり方〉

1: ワークショップ全体の感想を共有します。ふりかえりに充てる時間が15分で、全7人であれば、1人約2分をファシリテーターが計時します。「全員に発言してもらえるようにタイムマネジメントする」ということを目標に、設定した時間をあまりオーバーせずワークショップを気持ちよく終える練習も大事です。

2: ファシリテーターは自然な相づちを打ちながら正しいとか間違っているとかいったありがちな社会規範にとらわれ、「そういうふうに感じたのですね」と一人一人が感じたことは全てOK、という姿勢で受け止めます。その時の体験を各自がどう受け止めたかを場に出し合って、皆でその豊かさを感じられるといいです。

3: 次回のお知らせをし、締めのあいさつをして終わります。

4: いったん終了した後も、話しきれなかった感想を伺ったり、場所の片づけを一緒にしながら、話をする余白も大切にします。ファシリテーターは実践①で学んだファシリテーター・クリティークをチームで行いましょう。

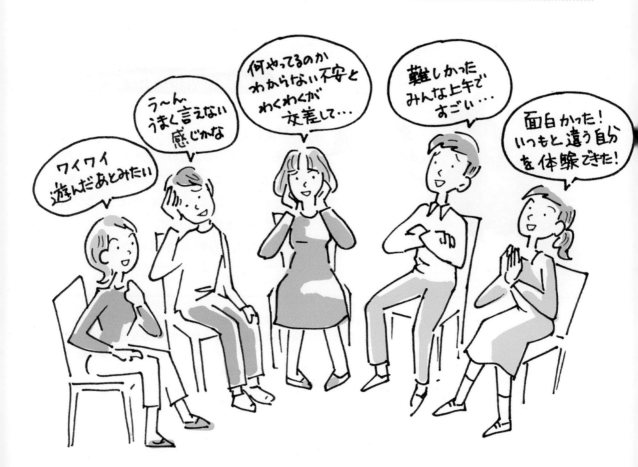

インプロ・ファシリテーター・マニュアル
（第2回：90分構成）

第1回では、一人一人違うこと、1つの正解があるわけなはないこと、コントロールを手放すこと等を感じられたでしょうか。ここでは、もう1つのワークショップ・デザイン例を紹介します。対面形式を想定していますが、オンラインでも可能なものばかりです。当日までの準備については前節を参照ください。

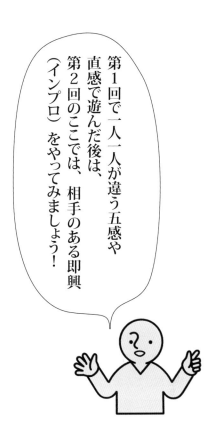

第1回で一人一人が違う五感や直感で遊んだ後は、第2回のここでは、相手のある即興（インプロ）をやってみましょう！

ワークショップ全体の構成（90分）

①ウォームアップ	15分	ファシリテーターがあいさつとガイドライン共有をする。緊張が緩むようなワークを1つか2つ行う。
②メイン・ワーク	50分	時間内でできるワークを3つか4つ行う。その都度、感想をシェアしてもらう。シンプルなものから徐々に挑戦が必要なワークに向かうよう構成する。
③ふりかえり	25分	ふりかえり：全員が発言できるよう時間を均等に割る。次回のお知らせをする。

① ウォームアップ

ウォームアップの前に、前回同様簡単なあいさつをしてスタートします。前回と同じメンバーの場合はよいですが、新しいメンバーがいる場合はその人の呼び名をネームコールでやったように確認しましょう。

参加者への声かけ用コメント

自分を含めた「今ここ」の一人一人を感じて出会うことを大事にします。

体調やメンタルがイマイチの時はそれなりの参加の仕方で大丈夫です。無理をせず、やりたくないことは「パス」と言ってもらってOKです。

ジャンケンアンケート

〈やり方〉

1： 自分の状態や気持ちをじっくり感じて、言葉を使わずに共有します。まず、輪になります。20秒ほど時間をとって全員が各自で今の自分の体の状態を丁寧に感じてみるよう伝えます。

2： 元気だったらパー、元気じゃなかったらグー、その間かそのどちらでもない場合はチョキの手を出します。合図をして一斉に。他の人がどの手を出しているか、どんな様子か見回してみます。

3： 次は心の状態を感じてみます。同様に20秒ほど時間を取って、丁寧に感じてみます。

4： 機嫌がいい、いい気分などの場合はパー、実は落ち込んだ気分だとか、心配事があるなど、心の状態が良くない場合はグー、その間かそのどち

らでもない場合はチョキの手を出します。合図をして一斉に。そして、自分以外の周りの人たちの様子も見回してみます。

5： 簡単にふりかえりをします。数人の人にやってみてどうだったか、感想を聞きます。

6： ファシリテーターから、やってみて場に生じた面白さや発見をフィードバックします。

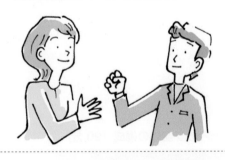

ファシリテーターの方へ	例えば「多様性」という言葉がありますが抽象的です。このワークなら「皆いろいろ違うんだな」ということを短い時間で実感できます。 また、昨日とも数時間前とも違う「今ここ」の自分に意識を置くことはとても大切です。自分自身も変化するし、人も、明るく見える人が実は今日は落ち込んでいる、というようなことがあります。 バリエーションとして、質問に変化を持たせることも可能です。例えば「おなかのすき具合はどうですか」など。

オノマトペチェックイン

※オノマトペとは擬音語と擬態語のことです。「チェックイン」とはワークショップの始めにお互いの状態や気持ちを共有する時間をとる方法のことです。

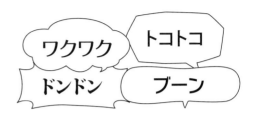

〈やり方〉

1： 自分の今の状態を丁寧に感じて、それを言葉にして伝えます。まず、輪になります。オンラインでやるときには、名前表示の名前の前に数字を記入してもらうといいです。30秒ほど時間をとって、今の自分の心や体の状態を感じてみます。

2： それをオノマトペ(擬音語・擬態語)で何と表現できるか考えてみます。例えば、「ドキドキ」とか「ワクワク」というように。一般的なオノマトペ表現で表しにくいなと思ったら、独自のオノマトペを創作してもいいです。「ポワンチョ」とか「わふわふ」とか。

3： オノマトペが決まったら、一人一人順番に声に出して言います。ニュアンスを声の大きさやトーン

で表現します。他の人はなるべく聞いたままの言い方で、その人に投げ返すような感覚でそのオノマトペを声に出します。例えば、その人が疲れた様子で、「ぐったりー」と言ったら、他の人は言い方をまねして「ぐったりー」と言います。ファシリテーターがお手本をやって見せて、輪になっている隣の人、次の隣の人、というふうに順番にやります。1周したら終わりです。

4： 簡単にふりかえりをします。数人の人にやってみてどうだったか、感想を聞きます。

5： ファシリテーターから、やってみて場に生じた面白さや発見をフィードバックします。

参加者への声かけ用コメント

オノマトペは微妙な感覚も表現しやすいですね。オリジナルの言葉を作っても大抵ニュアンスが伝わるのが面白いです。

ファシリテーターの方へ	このワークもみんな一人一人違うんだなぁということが体感できます。オノマトペで伝わったことは言葉で説明せず、それぞれが想像に任せ、余地が残ることも大切にしたいところです。 　また、ウォームアップでは緊張をほぐすことが狙いとされる場合が多いと思いますが、「緊張をほぐそう」と目標を言葉にすると「緊張」ということに注目してしまって逆にほぐすのが難しくなる場合があります。このワークのように、ただ感じて言葉にする、相手を感じることに意識を向ける、といったことを丁寧にやると、結果として自然と緊張が解けた場が生まれてきます。「目指すこと」は意識して「目指さない」、これもインプロでは大切なことです。

❷ **メイン・ワーク**

次に、参加者が全員参加でやれる、シンプルかつ楽しい2種類のワークを紹介します(対面開催なら全員で輪になって。オンラインならギャラリー・ビューで実施)。

ただただ鏡になることに集中してください。ついて来れるゆっくりとしたスピードで動いてください。足や腰に痛みや不調がある人は無理せずできる範囲でしてください。

ミラー

〈やり方〉

1： ペアになって、鏡のように動きをぴったり合わせる遊びです。ペアを作ります。人数の半分の数字を順に言ってもらって同じ数字の人と組めばペアができます。10人だとすると、1人ずつ「1、2、3、4、5、1、2、3、4、5」と言ってもらって、順番に1と言った2人がペアになります。

2： 2人でAの役、Bの役を決めてもらいます。

3： Aが動いたら、Bは鏡のように動きをまねします。オンラインの場合は腕を中心に上半身でできます。あまり無理なくついて来れるようにA役の人はゆっくりと動くように伝えます。

4： しばらくしたらファシリテーターは手を叩くなどして合図をします。その合図でBが動きを先導する側に交代します。つまり、AがBの動きを鏡のようにまねします。

5： しばらくしたら、ファシリテーターはまた合図をします。だんだん合図の間隔を短くしていきます。

6： どんどん合図の間隔が短くなって、最後には、どちらがリードしているか分からない状態になります。そのまま動き続け、溶け合うような感覚を味わう時間を少し取って、ファシリテーターが終了の合図をします。

7： 簡単にふりかえりをします。数人の人にやってみてどうだったか、感想を聞きます。

8： ファシリテーターから、やってみて場に生じた面白さや発見をフィードバックします。

ファシリテーターの方へ

ぴったり動きを合わせて役割を交代しているうちに、お互いがただ溶け合ったかのように協調し合う状態が生まれます。人間はお互いがお互いの動きを察知し合う力をもともと持っていて、この没入感に入れるとダンスをしているように心地よいし、見ている人からも実際にダンスをしているように見えるでしょう。途中からクラシック音楽やリラクゼーション音楽をBGMとしてかけてもいいし、録画しておいて後で観てみるのも面白いです。

プレゼント・ゲーム

〈やり方〉

1： ジェスチャーでプレゼントを渡すゲームです。ファシリテーターがお手本になって隣の人にジェスチャーでプレゼントを渡します。2人をA役とB役とすると、Aは「はい、これどうぞ」とか「これプレゼントです」と言いながら、自分で渡そうと想定したモノの大きさ、形、重さなど感じてから、全身で表現して渡すジェスチャーをします。

2： Bは、受け取りながら、そのプレゼントが何なのかを自分が感じたままに「ありがとう、この〇〇！」と言葉にします。

3： Aは自分が想定していたものと違っても、Bの「このプレゼントは〇〇だ」というアイデアを受け入れて、何か1つ描写を付け加えます。例えば、Bが「ありがとう、このぬいぐるみ！」と言ったら

「ふかふかでしょう！」というように。

4： まずはデモで見本を見せ、質問・疑問点などがないか確認します。2人組を作って、Aが渡すターンが終わったら交代してBが渡すターンをやります。各ペアが同時に行います。

5： 時間が余ったらどんなプレゼントを渡そうと思ったかなどを話してみてもいいかもしれません。でも肝心なのは当てることではなく、感覚を表現し、その感覚をやりとりすることです。

6： 簡単にふりかえりをします。やってみてどうだったか、数人の人に感想を聞きます。そしてファシリテーターから、やってみて場に生じた面白さや発見をフィードバックします。

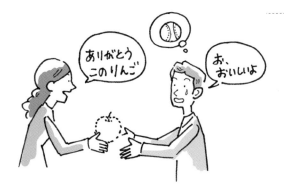

参加者への声かけ用コメント

渡す前にプレゼントの形や重さを全身で感じましょう。受け取る人もその感じを受け取って何かを言いましょう。プレゼントが何か当たらなくても気にせずその言葉に乗っかりましょう。

ファシリテーターの方へ	プレゼントのモノのイメージをしっかり伝えられるよう全身で表現します。例えば重いものなら全身が重そうな身体表現になるように。受け取る人もそれを受け入れるように表現します。シンプルなようで、いろんな工夫もできるし、演技という表現の楽しさを体感することができます。また、プレゼントのやりとりということで、架空の設定なのに、何となくうれしい気持ちが感じられるものです。演技すると相手にそれが伝わって、相手が喜んだ表現をするのを見るのもうれしいという、ハッピーになれるゲームです。

アイドル・プリンセス

〈やり方〉

1: アイドルとはここでは「なまけもの」という意味です。外出したがらないお姫様を外に連れ出そうとする家来を演じます。3人1組になって、お姫様役と家来役2人を決めます。

2: お姫様役は椅子に座ります。そこへ家来役がやって来て「姫様、今日はいい天気ですよ」などとお姫様が外に行く気になるような誘いかけをいろいろとします。お姫様役は基本的に「嫌じゃ!」と返答します。嫌な理由も伝えます。

3: 家来役は「嫌じゃ!」と言われても意に介さず、次々といろんな提案を投げかけましょう。お姫様の断る理由を聞き、その様子を見ながら少しでも気持ちが動きそうな方向に提案を展開していきます。

4: お姫様役の人は「嫌じゃ!」と返し続けますが、少しでも「それなら外に出てもいいかな」という提案があったら、その感覚を表現します。例え

ば「フランス料理のフルコースを庭園にご用意していますよ」という提案に心が動いたとしたら「嫌じゃ!…でも、良さそうじゃな。」というように。家来役の人はそのような反応が出たら、その提案がさらに心を動かすように具体的に提案したり質問したりします。「メニューは姫様が選んでいただけますよ。デザートは何がよろしいですか?」など。(まずデモで見本を見せ、質問・疑問点等がないか確認する)。

5: 人数が多いときは各組が同時に行ってもいいです。オンラインのときはブレイクアウトルームを利用できます。2〜3分、時間を決めておいてファシリテーターが終了の合図を出します。

6: 簡単にふりかえりをします。数人の人にやってみてどうだったか、感想を聞きます。

7: ファシリテーターから、やってみて場に生じた面白さや発見をフィードバックします。

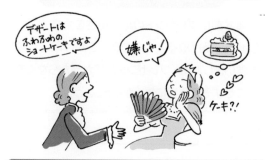

参加者への声かけ用コメント

お姫様役は思い切り「嫌じゃ!」と言ってくださいね。家来役の人はめげずに次々と提案してください。楽しんで。

ファシリテーターの方へ	ひと昔前に「NOと言える日本」というフレーズがありましたが、はっきりと「嫌!」と言えることは現実には少ないのではないでしょうか。「嫌」と言える爽快感を味わえます。また、「嫌」と言われてからのコミュニケーションをめげずに発想を展開させていくのも面白い経験です。「嫌じゃ!」と言うという決まりの中でも、家来役は姫様の表情や声の感じをよくとらえれば「ここを攻めればいけるかも」という感覚をつかめることがあります。

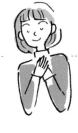

❸ ふりかえり
〈やり方〉

1：ワークショップ全体の感想、感じたことを全員で共有

　時間と人数を考慮して全員が話せるよう時間配分を見ながら行います。正しいとか間違いという発想は横に置いて、それぞれの人の感じ方が違うことを大事にします。日本社会では失敗ということに対するネガティブな見方が強く、何かに挑戦した時に「失敗した」「反省しなければ」という方向に場全体が傾きがちです。「あれは下手だったから恥ずかしい」というようなことを言う方がいるかもしれません。

　ファシリテーターはその気持ちは否定せず、「そうなんですね」といったん気持ちを受け止めてみましょう。演技の巧拙をどうこう言うのが目的ではなく、その人なりに挑戦したり工夫したりしたことを尊重したフィードバックを返すことが肝心です。

　また、「恥ずかしい」というのはうまくやりたいという気持ちの表れと言えるかもしれません、それももっと受けとめられるといいのではないでしょうか。

　ワークの中で演技することと、インプロを通して「演技が上手になろうとすること」は別のことです。インプロでは「今ここ」で起こることに価値を置きます。結果として出てきた演技の向上を求める必要は必ずしもないのです。実は私たちは一般的な日常生活では過剰なほどに「目的志向」でより良い結果に向かって努力しようとしがちです。インプロはそれを緩める時間でもあります。

2：締めのあいさつ

　次回が決まっている場合は、お知らせをしてから、締めのあいさつをして終わります。

● ふりかえりは対話的に

　実践①で学んだように、ファシリテーター・クリティークの時間をもちます。反省や改善点の指摘に終始せず、気づきや発見、よかった点も言語化しましょう。ファシリテーターの仲間の間でも一人一人学びのプロセスは異なります。競い合うよりも、違いを認め合い、参照し合い、対話的なクリティークを実践したいものです。

　対話的であるということは、意見や考えが異なる相手も尊重して、やりとりを続けるということです。そのためには、言葉もさることながら、声の音色や間合いや身体表現などの非言語情報も微細に感受しつつ相手の視点を想像してみましょう。そのような身体的、具体的なことに意識をむけていると、「唯一の正解がある」というような観念的思考は薄まります。感じ方や感性は本当に一人一人違うものなのだなと腑に落ちるでしょう。

　即興性と対話を大事にしながらインプロのファシリテーションの経験を積んでいくと、参加している全員によって場が成立しているのだという感覚が強くなります。そうするとそれは態度に表れ、その態度がまた参加者の人達に伝わる、という循環となります。ファシリテーター仲間の間でも実現すれば、共に光を照らし合いながら成長していけるチームとなるでしょう。

実践③ ボアールの即興劇を学ぶ

兪 炳匡

　実践②まではワークを通して広義のコミュニケーションについて学びました。ここからはボアールの即興劇の手法を学んでいきます。

　最初にボアールの即興劇の重要な概念を踏まえていただきます。その後、実際のワークを通してボアール即興劇の手法を、健康問題にどのように適用するのかを学びます。また、即興劇の一手法である自己彫刻とその応用として3種類の手法を学びます。

　ボアールの即興劇は日本における「従来の演劇」のイメージとは大きく異なります。「従来の演劇」の本番は、非日常である舞台の上で上演されます。これに対し、ボアールの即興劇の本番は、日常である家庭・職場・学校における対話 (例：暴飲暴食をする同居人への説得) となります。

■ ボアールの即興劇の基礎

　ボアールの即興劇を用いる最初のセッションで、以下の4つの重要な概念を参加者に説明してください。説明するタイミングとしては、ウォームアップの後をお勧めします。

概念1	脱機械化 (De-mechanization)
概念2	観客が役者を兼任 (Spect-actor)
概念3	本番は舞台の上 ではなく日常
概念4	会話ではなく対話で 人間関係を改善する

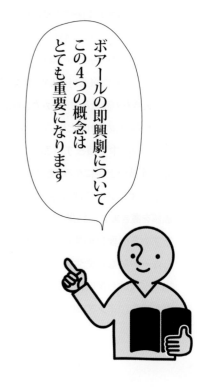

ボアールの即興劇についてこの4つの概念はとても重要になります

1. ボアールの4つの重要な概念

概念 1: 脱機械化 (De-mechanization)

アウグスト・ボアール (August Boal;1931-2009) はブラジル生まれの演劇家で、代表的な著書のタイトルでもある『被抑圧者の演劇』[1]という演劇手法を創りました。『被抑圧者の演劇』は、南米の軍事政権下の民主化運動で用いられた後、北米・欧州を含め世界的に広がりました。当初は、「被抑圧者」とは軍事政権によって抑圧されている人々を示唆していました。

南米各地での民主化運動に参加したボアールは、路上で拉致され、投獄中に拷問を受け、その後フランスに亡命します。フランスの名門ソルボンヌ大学でも、演劇の講義として『被抑圧者の演劇』を教えるうちに、軍事政権のない自由なフランスにおいても、学生の多くが抑圧されていることに気づきます。このような抑圧を、ボアールは「頭の中の警察官」による抑圧と呼びました。日本語で自主規制・忖度と呼ばれる行為も、様々な社会

的抑圧が「頭の中の警察官」になって個人の発言・行動に影響を与えている結果といえます。社会的抑圧には、明文化された法律から、同居している家族の間の暗黙の了解事項まで、様々なものがあります。

意に反して受け入れた社会的抑圧が本人に意識されないまま、思考過程・発言・行動に影響を与えているケースがあります。このような場合、まず抑圧を受けていることを、その人に認識してもらう必要があります。このような無意識というか機械的に行っている思考過程を止めることは、ボアールの演劇では脱機械化 (De-mechanization) と呼ばれています。思考過程を直ちに脱機械化するのは難しいので、その前段階として、体の動きを脱機械化するゲームを以下で紹介します。

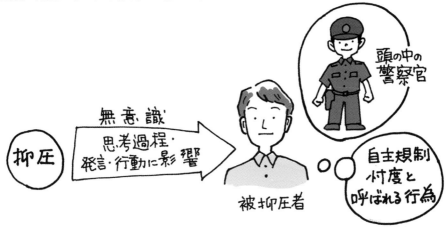

※ 1…アウグスト・ボアール (著), 里見実他 (翻訳) (1984).「被抑圧者の演劇」, 晶文社, (ISBN-13 : 978-4794936813)Boal, August. (1985; Tcg. edition 1993) "Theatre of the Oppressed" (ISBN-13: 978-0930452490)

概念 2: 観客が役者を兼任 (Spect-actor)

　ボアールによる造語に「スペクト・アクター (Spect-actor)」があり、観客 (Spectator) が役者 (Actor) を演じることができることを意味しています。狭義の「スペクト・アクター」は、後の「フォーラムシアター」で詳説します。ここでは、筆者なりに広く定義した「スペクト・アクター」について説明します。入門編の研修である「ファシリテーター養成講座」に含まれる、ボアールの即興劇を用いる各セッションでは、全参加者が役者を演じる機会が少なくとも一度はあります。この点だけでも、従来の健康教育プログラム (参加者は最初から最後まで観客のまま) と大きく異なります。

　ある役を演じることは、自分が変わるリハーサルになります。なぜなら、ある役は、自分以外の人物ないし、(現在と全く同じ状況ではない) 過去または未来の自分自身を演じるからです。また、現在の自分に似た役 (ないし過去の自分を再現する役) を他人が演じている即興劇を観客として観ることは、自分を客観視し、その結果として脱機械化することにつながる可能性があります。

概念 3: 本番は舞台の上ではなく日常

　生活習慣の多くは毎日繰り返し行われています。劇場の舞台上で演じる演劇の本番で、1 日だけ禁煙に成功した人を演じた後、残りの 1 年のうち 364 日喫煙していては、禁煙に成功したとは言えません。生活習慣の改善を目指す健康教育プログラムには、1 年 365 日を過ごす日常を本番と見なしているボアールの演劇がふさわしいのです。

　生活習慣に限らず、これまでの自分と異なる思考過程に基づく発言・行動を取ることは、慣れないが故に失敗する可能性がありますので、勇気が要ります。即興劇は短時間で、慣れない発言・行動をリハーサルとして行う場を提供できます。リハーサルに失敗しても、他の参加者は温かく見守ってくれるという安心感を参加者全員に提供するのが、ファシリテーターの最も重要な役割です。

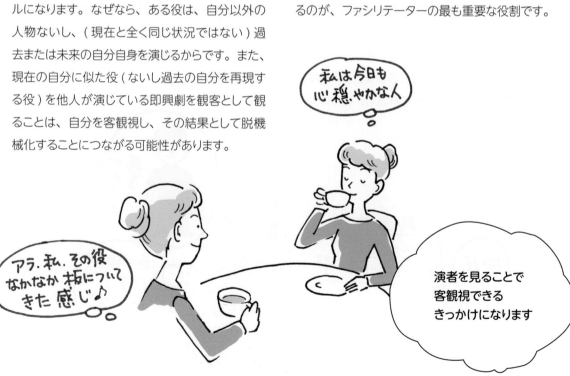

概念 4: 会話ではなく対話で
　　　人間関係を改善する

　ボアールの即興劇において、主人公は常に対人関係が原因で困っている人です。従って、登場人物は 2 人以上で、主人公以外の登場人物が、何らかの理由で主人公を困らせていることが前提となります。主人公は、困らせている人との「対話」を通じて、自身の困りごとを軽減することを目指します。

　留意していただきたいのは、ボアールに限らず西洋を起源とする演劇では、「会話 (conversation)」よりも「対話 (dialogue)」が重視されることです。これらの違いを下にまとめました[2]。 2 人以上の人間関係で困りごとが起こる理由は、優先順位の違いを含めた価値観の違いであることが多いのです。相手の価値観が自分とは異なることを前提として、対話を通じて相手の発言・行動を変えることで、困りごとの軽減・解決を目指すのが、ボアールの即興劇の目的の 1 つです。

　下の表にあるように、英語・仏語に比べ、日本語では「対話」が相対的に少ない。このことは、多くの日本語話者にとって、「対話」によって対人関係を改善する経験が乏しいことを意味します。

　多様性のある社会を目指すことは、国際的にも日本国内でも共有されています。こうした社会の実現のためには、価値観の異なる人々との「対話」を通じて、できる限り対等な立場で共存する必要があります。しかし、男女格差を測るジェンダー・ギャップ指数において、日本のランクが先進国で最低レベル (146 カ国中 116 位)[3] である現状は、日本国内の男女間の「対話」ですら成功しているとは言い難いといえます。

　対話を続けることは、平和的に問題を解決するということです。究極的には、共感も理解もできない、ましてや愛すことなどできない相手との対話を続け、最終的にお互いの落としどころを見いだすことです。平和的な共存のために必要なものは、相手への (愛ではなく) 敬意に基づくルール作り・社会契約です。あなたの愛が相手に伝わりにくいことは、恋愛において片思いの経験がある人には、容易に同意いただけるでしょう。他方、相手への敬意は、対話の内容だけでなくマナーにも注意を払えば、十分に伝わります。敬意を示し続ける限り、相手も対話を続けてくれる可能性は高いのです。

会話 (conversation) と対話 (dialogue) の違い

会話	相手の価値観を知っている (家族、友人)	察し合う 共感し合う	日本語に多い
対話	相手の価値観・宗教観などを知らない。または、既知の相手との価値観の違いが明らかになった。	価値観の違いを説明し合う	英語・仏語に多い

※ 2…平田オリザ (1998).「演劇入門」, 講談社, (ISBN-13: 978-4061494220)

※ 3…世界経済フォーラム (WEF)「世界ジェンダー・ギャップ報告書 (Global Gender Gap Report)2022」https://sustainablejapan.
　　jp/2022/07/13/gender-gap-index-2022/75161

2. ウォームアップから始めよう

ボアールの即興劇を用いるセッションは必ず、以下で説明する2種類の「1分ウォームアップ」の少なくとも1つから始めます。「5分ウォームアップ」は、毎回でなくとも、少なくとも1講座で一度は試してください。このウォームアップは、参加者の体と心の緊張をほぐすだけでなく、普段とは異なる身体の動きをすることで、上述の「脱機械化」と「スペクト・アクター」の準備を目指しています。このウォームアップの目的自体は、参加者には説明しなくても構いません。

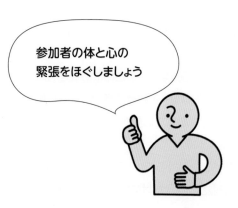

参加者の体と心の緊張をほぐしましょう

❶「1分ウォームアップその1」

参加者への指示の例は、「硬貨（10円硬貨でも何円硬貨でも構いません）1枚を人さし指の指紋のある部分の上に乗せてください。座ったままでもいいですが、立てる方は立ってもらって、1分ぐらい、人さし指に乗せた硬貨が落ちないように、自分の体を動かして下さい。また、体を動かすときは、できるだけ直線ではなく、円を描くように体を動かして下さい。硬貨がない人は、指の上に硬貨があると想像しながら、想像上の硬貨が落ちないように、体を動かして下さい」。

❷「1分ウォームアップその2」

参加者への指示の例は、「座ったままでもいいですが、立てる方は立って、1分ぐらい、自分の体を自由に動かしてください。（15秒経過した時点で）これまでの身体の動きとは、左右逆の動き方をしてみてください。（さらに15秒経過した時点で）これまでの動きとは、上下逆の動き方をしてみてください。上下逆の動きができなくても、イメージとして上下逆の動きを体で表現してください。（さらに15秒経過した時点で）これまでの動きとは、裏表逆の動き方をしてみてください。裏表逆の動きができなくても、イメージとして裏表逆の動きを体で表現して下さい」。

❸「5分ウォームアップ」

　参加者を2つのグループに分けます。対面の場合は、ファシリテーターが「ここから右にいる人はグループ1、ここから左にいる人はグループ2」と参加者に伝えます。オンライン（例：Zoom）の場合は、セッションの冒頭でファシリテーターが、各参加者に通し番号を割り振り、画面表示される名前（ニックネーム）の前に「2. アニー」のように表示してもらいます。オンラインでは、「通し番号が奇数の人はグループ1、通し番号が偶数の人はグループ2」と参加者に伝えます。

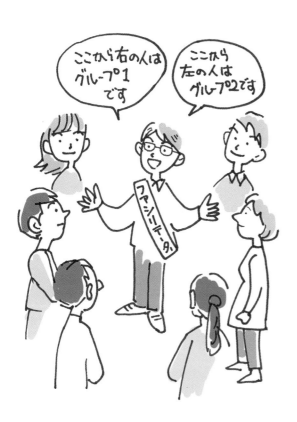

◉参加者への指示の例

　「最初の 1 分は、グループ 1 の全員が同時に身体を動かしてください。この体の動きとしては、昨日自分がした行為の 1 つを選んで、ややオーバーに再現してみてください。例えば、犬の散歩でも、料理でも、キーボードを打つ行為でも構いません。声は出さないで、ジェスチャーだけです。グループ 2 の人にもやるべきことがあります。グループ 1 の人たちのジェスチャーを見て、それぞれの人がどのような行為を表現しているか想像してください。それでは、グループ 1 の皆さん、ジェスチャーを始めてください」。

◉約 1 分後の参加者への指示の例

　「グループ 1 の皆さん、ありがとうございました。(グループ 2 から 2 〜 3 人を選んで) グループ 1 の皆さんが表現した行為は何に見えましたか？(グループ 2 から選出された全ての人の回答が終了後) それでは、グループ 1 の皆さん全員に、順番に、何を表現したか、正解を教えてください」。

　この後、グループの役割を入れ替えて同じことを繰り返します。このウォームアップの特徴は、グループ単位で表現行為をするので、観客グループの注意が特定の 1 人に向けられません。その結果、表現行為をする方は、演じる恥ずかしさが軽減されます。もちろんこれは、日常を体で表現する基礎的なトレーニングにもなっています。

3. 「リーダーとフォロワー」ゲーム※4

デモンストレーションを用いてルール説明

　参加者への説明の例は、「今から、2人1組の
ペアになって、簡単なゲームをします。ペアの片
方がリーダー、もう片方がフォロワーになります。
デモンストレーションとして、私（ファシリテーター）
がリーダーをやって、○○さんにフォロワーをして
もらいます。

　リーダーはこのように右手の手掌（手のひら）
を前に出します。その手を自由に動かします。フォ
ロワーは、リーダーの手の動きに合わせて、全身
を動かしてついていきます。リーダーの人は、フォ
ロワーの人がついてこられるような（速すぎない）
スピードで右手を動かしてください。対面の場
合、リーダーの右手の手掌（手の平）から20～
40cmのところに常にフォロワーの顔が来るように
全身で動きます。オンラインの場合は、少なくとも
上半身全体を動かして下さい。また、オンライン
の場合は、リーダーの右手が画面（カメラ）に近
づいたときは、フォロワーは後ろに下がり、リーダー
の右手が画面から遠くに離れるときは、フォロワー
は画面に近づくように動いてください」。

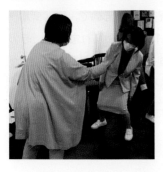

2人で1組のペアを作る

　対面の場合は、参加者に近くの人と2人で一組
のペアを作ることをお願いします。オンラインの場
合は、既に参加者に伝えてある通し番号順に、1
と2、3と4、と便宜的にペアになることを知らせ
ます。ペアのどちらが最初にリーダー役になるか、
ファシリテーターが指示します（例：髪の長い方が
最初にリーダー、短い方がフォロワーになるなど）。
確認のため、最初にリーダー役になった人に手を
上げてもらいます。

ペア・ゲームの開始と終了

　実施時間（1分程度）を伝えてから、ファシリテー
ターの合図でスタートします。その後、ファシリテー
ターの合図で終了し、役割を交代して再スタート
します。

**ペア・ゲーム終了後の
ファシリテーターからの質問**

　最初に、「このゲームでは、リーダー役をする
方が楽でしたか？　フォロワー役をする方が楽でし
たか?」と尋ねて、全員一斉に挙手で答えてもら
います。回答を得た後に、「多くの場合、この2つ
の割合は約半々（それぞれ約50％）です」と伝
えます。続いて、数人を選んで、なぜ一方の役
の方が楽だったか、難しかったか理由を尋ねます。

※4…Boalの著書 "Games for Actors and Non Actors" 2nd edition では「Colombian hypnosis」という名前で紹介されてい
　　ます。（ISBN-13: 978-0415267083; https://www.deepfun.com/wp-content/uploads/2010/06/Games-for-actors-
　　and-non- actors...Augusto-Boal.pdf)

●全体・ゲームの説明の例

「今度はこのゲームを全員同時に行います。（オンラインの場合）通し番号1番が最初のリーダーになります。通し番号2番がフォロワーになり、通し番号1番の右手の動きに付いていきます。同時に2番は右手を上げて、次の方（3番）のリーダーとして、その手を自由に動かすことができます。このように2番以降の人は、リーダーとフォロワーの役割を同時にこなします。最初の1番の人はリーダーの役割だけ、最後の人はフォロワーの役割だけを担います」

対面の場合は、もう少し複雑にします。具体的には、最初の1番の人は、両方の手を用いて、2つのリーダーの役を担います。それ以外の人の役割は同じです。通し番号がなくとも、最初のリーダー役の近くにいる人から、誰が誰のフォロワー役になるかを（自主的ないしファシリテーターの指名で）決めていきます。

> 自分の注意はどこに
> 向いていたかが
> 重要になります

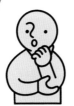

全体・ゲーム

まず、実際に全員で試しに約10秒だけ練習してみて、参加者がそれぞれの役割を理解できているかを確認します。その後、ファシリテーターの合図で開始して、約1分で終了します。

最初に、「このゲームでは、リーダー役に意識が集中していましたか？ フォロワー役に意識が集中していましたか?」と尋ねて、全員一斉に挙手で答えてもらいます。回答を得た後に、「多くの場合、大多数の人がフォロワー役に意識が集中します」と伝えます。

その後、数人を選んで、「リーダーとフォロワーのどちらの役割に、より自分の注意が向いていたかリーダーとフォロワーと半々ぐらいに意識していたら50：50、リーダーの方に意識が強く向いていたら70：30のように割合にしてみると、どのような割合になりますか?」「ご自身では、なぜリーダー／フォロワーの方に意識が強く向いたと思いますか?」と質問します。

さらに、「全体の動きを見ていた方はおられますか?」と問いかけます。おそらく、ほとんどの人は自分の役割に没頭して、全体の動きを眺める余裕はなかったと思います。そのことを、参加者自身がふりかえり参加者の言葉で表現してもらうことが大切です。また、リーダーの役割のみがあった人（オンラインの場合は通し番号1番の人）に、全体の動きを見る余裕があったかを含め感想を尋ねてみてください。

最後に、「このゲームをやって何か思い出したことはありますか?」という、この経験を日常生活に結びつける問いかけをします。ゲームの意図や意味を伝えるために、ファシリテーターから最後に話す短いまとめの例は次の通りです。

この・ゲームで何か思い出したことはありますか?

●ファシリテーターのまとめ例

このゲームは、人が陥りやすい行動様式について多くの示唆を与えています。大抵の人は、リーダー役よりも、フォロワー役としての動きにより多くの注意を向けます。これは日常生活の中で、例えば会社などの組織でも同じことが起きていることと類似しています。すなわち、直属の上司の顔色や言葉に意識が向いてしまい、自分の部下にあまり関心を払わないということがあります。そのため、リーダーとして一定の採配権があったとしても、フォロワーとしての動きばかりに注力してしまい、上からの指示をそのまま伝言ゲームのように下に伝えるということが起こります。

対面で行うと視覚的に分かりやすいのですが、最初のリーダーが少し動くだけで、末端に行けば行くほど動きが大きくなります。これも、組織でよくあることです。トップが少し動くと周りが忖度して動き、それがどんどん大きくなって、末端に行けば行くほど大きなしわ寄せが行く傾向があります。

ゲーム中に全体を見ていた人がほとんどいませんでした。いったん簡単なルールを決められると、たとえペナルティーがなくても、単なるゲームにもかかわらず、ひたすら目の前の指示に従って動き、全体を見る余裕がないという、ご自身の行動パターンを自覚できたのではないでしょうか。このゲームの目的の1つは、このように私たちの日常生活の中で、無意識というか機械的に行っている思考過程・行動様式について、認識することです。上記のボアールの即興劇の重要な概念である「脱機械化（De-mechanization）」を実現するための第一歩にもなります。

自己彫刻と3つの応用手法

1. 自己彫刻

自己彫刻の基本ワーク

　ボアールの即興劇において、自己彫刻は非常に重要な手法ですので、各セッションでウォームアップの後に必ず実施してください。経験を積むほど、自己彫刻の多くの意義に気づかれると思います。

ルールの説明

　参加者への説明の例は、「自己彫刻は、動かなくてもできる簡単な演技です。2人1組でペアになり、ファシリテーターが指定したテーマについて、ペアの1人が『物語の話し手』になり自分の経験を30秒から1分以内で話します。(重要な概念4で説明したように)登場人物は2人以上で、主人公以外の登場人物が、何らかの理由で主人公を困らせていなければなりません」という内容で。

　「ペアのもう1人の聞き手は、物語の中で主人公が一番困っていると感じた1シーンを切り取っ

て、主人公になったつもりで顔の表情を含めた体のポーズを作ります。これが自己彫刻です。聞き手は、物語を聞いた後、30秒以内に自己彫刻を作ってください。正解はありませんから、印象に残ったシーンで彫刻を作成してください。彫刻ですから動かずに、(10秒以上)じっと固まったまま表現します。この聞き手による自己彫刻を見て、話し手は物語のどのシーンでどのような感情が彫刻で表現されたかを推測して伝えます。話し手の推測が当たっているか否かについて、自己彫刻を作成した聞き手が答えます。一連の流れが終わったらペアの中で役割を交代します」。

デモンストレーション

　上記の説明の後、実例を見せてください。参加者の中で、自己彫刻の経験者がいなければ、参加者の1人から物語を聞いて、ファシリテーターが自己彫刻を作成して見せてください。

自己彫刻とは

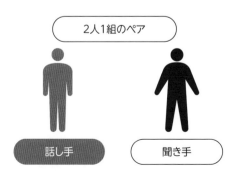

2人1組のペア

話し手　　聞き手

① ファシリテーターが指定したテーマについて「話し手」が自分の経験を話す。

②「聞き手」は印象に残った"主人公が困っている1シーン"を身体で表現する。

③「話し手」はどのシーンなのか推測して、「聞き手」に尋ね、「聞き手」が答える。

④ 役割を交代して①から繰り返す。

ペアごとに同時に実施

◇オンライン（例：Zoom）で実施する場合

　2人1組のペアごとにオンライン上の会議室（Zoomであればブレイクアウトルーム）に移動します。それぞれの会議室内には2人しかいないため、多数相手では話しにくい「経験・物語」を話しやすくなります。ファシリテーターは、参加者が会議室に移動する前にこのワークの時間（例：6分）を伝え、終了1分前には、Zoomのチャット機能を用いて参加者全員に「残り1分」のテキストを送付します。ファシリテーターは、各ペアにつき短時間でも構いませんので、できるだけ多くのペアを見て回り、ファシリテーターに対する質問が出たとき「だけ」答えるようにして下さい。ファシリテーターの役目は、参加者を演出することでは「ない」ことに、留意してください。

◇対面で実施する場合

　全員が同じ部屋で実施しますので、別室への移動はありません。「残り1分」のお知らせも口頭で行います。なお、2人1組のペアのメンバーは、1つのセッションで固定して下さい。固定したほうが、ペアの相手に対する信頼が増しますので、デリケートな内容の「経験・物語」を話しやすくなると期待できます。

　対面ではペアの相手を参加者がある程度選べますが、オンラインではファシリテーターが割り振る番号に参加者は従う必要があります。可能であれば、ペアの一方が萎縮しない組み合わせになるよう、オンラインで番号を割り振ってください。

　また、このワークの場合は本人の「経験・物語」を思いつかない・話したくない場合は、友人などから聞いた話でも構いません。それも思いつかなければ、過去に観た映画やテレビドラマのシーンでも構いません。実際に困った「経験・物語」を話すことは、話す人にとって心理的に大きな負担になる可能性がありますので、無理に思い出したり、話したりする必要がないことも、ファシリテーターから参加者全員に伝えてください。

　参加者が集まっている「場」に対する信頼が低ければ、参加者は自身の困った経験を話してくれません。経験・物語を話してくれた参加者には、物語を聞いた後（と参加者が物語を演じた後）に、ファシリテーターからお礼の言葉をかけるようにしてください。

ペアごとの物語を全員で共有

　各ペア内で話した自身の「物語（ストーリー）」について、参加者全員に話してもいいと思う人に話してもらいます。面白い物語を聞いた人が、ペアの相手の話を推薦しても構いません。ファシリテーターが注意すべき点は、他薦を受けた人の物語を聞くときも、必ず話し手の許可を得てから、話し手から物語を聞くことです。他薦している聞き手だった人から、物語を聞いてはいけません。また、自発的に挙手をする人がいなくても、ファシリテーターから特定の個人に尋ねるなどの強要を避けるようにしてください。

1 つの物語を全員で同時に自己彫刻する

各ペアで話したときと同じ物語を、いずれかの参加者から全員に対しても再度話してもらえる場合、ファシリテーターは全員に対して同時に自己彫刻をお願いすることを、物語を聞く前に伝えてください。また、物語の情報が少ない場合は、ファシリテーターから、物語の前後の状況や、物語の登場人物の間のより詳細な関係や、物語の主人公の気持ちを尋ねて、参加者による自己彫刻を作成しやすいようにしてください。

さらに、他の人の表現の影響を受けないようにするため、物語の話し手以外の人は全員目を閉じ、各自の自己彫刻を作ります。その彫刻の表情・姿勢を維持したまま、ファシリテーターの合図で全員が目を開けます。物語の話し手に、全ての自己彫刻のうち、自身の実際の状況に最も近い、ないしは上位から 3 番目くらいまでの彫刻表現を選んでもらい、その理由を尋ねます。

感想の共有

ファシリテーターは、参加者を数名選んで、この自己彫刻のワークを行った感想・気づいたことを話してもらいます。参加者の感想として出なければ、ファシリテーターからこのワークの目的として、物語を聞く練習、物語の主人公の状況を想像して体を用いて表現する練習、自己彫刻で表現したものが必ずしも物語の話し手に伝わらないことに気づくなどを、追加で説明してください。

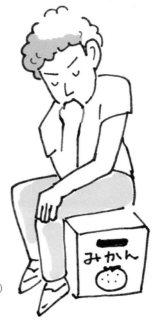

自己彫刻（考える）

2. 自己彫刻に慣れた後に実施する4つの追加ワーク

参加者が、自己彫刻を何日か体験した後に実施する、追加のワークの紹介です。1つ目のワークでは、全員で自己彫刻をした後、ファシリテーターが1人ずつ指名して、彫刻として動かないまま表現している主人公のセリフを一言だけお願いします。セリフは、「苦しいなあ」でも「フー」のようなため息・擬態語でも構わないことを、ファシリテーターから説明してください。

2つ目と3つ目の追加ワークは、セリフは不要で、動きのみを追加します。2つめの追加ワークでは、ファシリテーターが5秒おきに（合計4回程度）手を叩くたびに、コマ送りのように、それぞれの自己彫刻が5秒後の姿を表現します。デモンストレーションをまず見せた方がよいでしょう。3つ目の追加ワークは、自己彫刻から約15秒間連続した動きをしてもらいます。

4つ目の追加ワークは、いよいよセリフと動きの両方が含まれます。自己彫刻から約15秒間連続した動きをしてもらうと同時に、1つ目のワークと同様、表現している主人公のセリフを一言だけお願いします。これらの追加ワークは、全員で行ってもよいですし、参加者の数が多ければ、物語の話し手が選んだ1人から3人の彫刻のみに（同時に）お願いしても構いません。

1つ目のワーク

全員で自己彫刻をした後、ファシリテーターが1人ずつ指名して、彫刻として動かないまま表現している主人公のセリフを一言だけ言っていただくようにお願いします。

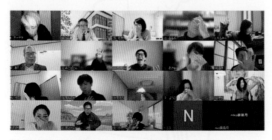

「小さい時に嗅いだ"くさや"の匂いがものすごく嫌だった」というある参加者の話を聞いて、全員で自己彫刻。

2つ目のワーク

セリフは不要で、動きのみを追加、ファシリテーターが5秒おきに（合計4回程度）手を叩くたびに、コマ送りのように、それぞれの自己彫刻が5秒後の姿を表現。

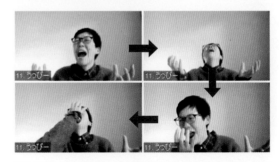

指名された1人が、その自己彫刻の直後の姿を5秒おきにコマ送りのように自己彫刻。

3つ目のワーク

セリフは不要で、動きのみを追加、自己彫刻から約15秒間連続した動きをしてもらいます。

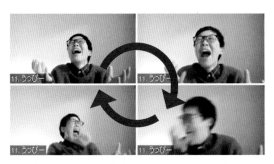

先ほどの自己彫刻を15秒間、連続した動きでもう一度やってみると・・・

4つ目のワーク

セリフと動きの両方が含まれます。自己彫刻から約15秒間連続した動きをしてもらうと同時に、1つ目のワークと同様、表現している主人公のセリフを一言だけお願いします。

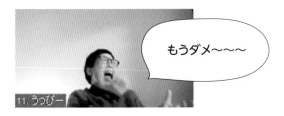

もうダメ〜〜〜

「くさ〜い」「やめて〜」など即興のセリフを声に出しながら15秒間連続の自己彫刻で。

❶ 自己彫刻のテーマ

　健康教育プログラムの対象に関連する例を取り上げるのが一案です。例えば、プログラムで食生活の改善を目指している場合、自己彫刻のテーマの一例は、「まずい食事の思い出」です。上述したように、登場人物は2人以上必要です。主人公は、他の登場人物によって困らされている人です。1人で料理したら、失敗してまずい料理ができたような、1人だけで完結してしまうストーリー・物語ではありません。もともと好きだった食べ物を、嫌な先輩に無理やり食べさせられたときだけは例外的にまずく感じたような、人間関係が理由で苦しめられた話・物語を例として挙げて、参加者に説明してください。

　別の例として、健康教育プログラムの目標が禁煙である場合、参加者は全員喫煙者です。喫煙者自身が「他の喫煙者によって困らされた」ことをテーマにするのも一案です。参加者に対する説明に用いる、物語の例には以下のものがあります。この物語の説明として、「公園の喫煙者」というタイトルから始めてください。この登場人物は3人。主人公、子ども、他の喫煙者です。3人は、ある小さな公園にいます。主人公は友達の子どもを預かっています。この子どもが公園のジャングルジムで遊んでいます。ところが、そこに喫煙者がやって来て、子どもが遊んでいるジャングルジムのすぐそばでタバコを吸い始めました。タバコの煙で咳をしている子どもだけでなく、子どもの面倒を見ている主人公も困っています。この困った主人公の1シーンを選んで、自己彫刻をしてもらいます。

❷ [2分でできる即興劇] プレイバックシアター

(1) プレイバックシアターの目的

プレイバックシアターは、即興劇の一手法で、米国のジョナサン・フォックス（Jonathan Fox）が1975年に設立した劇団により創作されました。ここで説明するプレイバックシアターは、筆者が米国滞在中に、ボアールの演劇の一部として学んだものです。先に説明した即興劇の一手法である自己彫刻の延長ないしより複雑な形態として、プレイバックシアターの実施方法を解説します。

自己彫刻とプレイバックシアターの形式的な違いは、表現する対象者の数です。上述したように、自己彫刻においては、表現する対象者は常に「困っている主人公1人のみ」です。他方、プレイバックシアターでは、物語に登場する2人以上の主要登場人物を表現します。

プレイバックシアターの目的の1つは、参加者の1人が実際に経験した物語を、他の2人以上の参加者が再現することです。従って、他人の経験や映画で見たシーンを物語として、プレイバックシアターで取り上げることはふさわしくありません。P69のワークでは困った体験を思いつかない、言いたくない場合は映画やドラマのシーンでもよいです。しかし、このプレイバックシアターでは、実際の経験を再現することで、物語を話した人が、過去の出来事を客観的に捉える目的もあります。実際の経験をしていない、物語を演じた参加者からの感想を共有することで、過去の経験を多角的に解釈し直す目的もあります。

また、プレイバックシアターの目的は、過去の経験の「完全な再現を目指していない」ことを強調したいと思います。物語中の人間関係を含む設定さえ分かればよいので、登場人物のセリフの1つ1つを、物語を話してくれる人に尋ねる必要はありません。完全な再現を目指していないので、演じる役の参加者を全部入れ替えて、「再現その2・その3」を実施することもお勧めします。演じる役者が入れ替わるたびに、セリフは微妙に変わり、役者からの感想も変わり、物語を話した人の感想も変わるでしょう。このような変化を観察・共有することも、プレイバックシアターの目的の1つです。

プレイバックシアターとは

参加者の1人が
実際に経験した物語※を、
他の2人以上の参加者が**再現**

※完全な再現が目的ではない

他者と
感想を共有

目的
●過去の出来事を客観的に捉える
●過去の経験を多角的に解釈し直す

> プロローグと1章で説明した通り、集中力が続くのは2分ですのでプレイバックシアターも最大2分程度でファシリテーターが止めるようにしてください。

(2) プレイバックシアター：「公園の喫煙者」の例

　プレイバックシアターの実施方法を解説するため、先に自己彫刻の例として挙げた「公園の喫煙者」が、ある参加者の実際の経験・物語だったとここでは仮定します。この物語の設定として、苦しんでいた子どものために、主人公は喫煙者に喫煙をやめるかジャングルジムから離れて喫煙するようにお願いします。しかし、主人公の懇願を無視して、喫煙者は子ども・ジャングルジムのそばで喫煙を続けました。仕方なく主人公は、子ども

にジャングルジムから離れて、別の所に移動して遊ぶことを提案しますが、子どもは咳をしながらジャングルジムから離れたくないと主張を続けました。最終的に、主人公は子どもを無理やりジャングルジムから引き離して、泣いている子どもを連れて公園を離れたのが実際の経験だとします。

　ここまでの物語の設定を説明した後、物語の話し手以外の3人に、この物語を演じてもらいます。参加者からの挙手がなければ、ファシリテーターが指名してお願いしてください。また、それぞれの役を演じる上での注意点について、ファシリテーターから説明が必要です。喫煙者役は、主人公の言うことに耳をかさず、様々な言い訳をして、ジャングルジムのそばでタバコを吸い続けようとしてください。子ども役は、主人公の様々な代替案に耳をかさず、咳をしながらジャングルジムで遊び続けようとしてください。

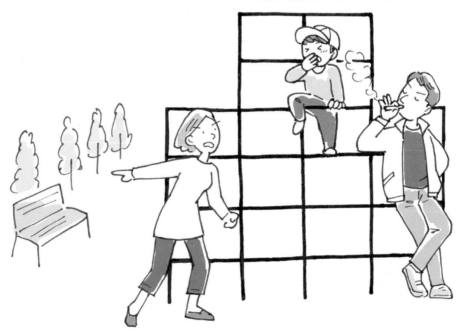

ただし、喫煙者役も子ども役も、ある程度主人公の説得に抵抗した後、もしも主人公の説得に心から納得したなら、「分かりました。タバコを吸うのをやめます。公園から出て行きます」、「ジャングルジムで遊ぶのをやめます。家に帰ります」と言うこともできます。この場合、実際の経験とは異なる、主人公にとって望ましい結末になります。過去の経験の「完全な再現を目指していない」プレイバックシアターにおいて、過去とは異なる結末を見て、物語の話し手は、記憶を肯定的なものとして上書きできるかもしれません。

さらに、先述したように、演じる役者を全部入れ替えて「再現その2・その3」を実施するときは、登場人物の年齢・ジェンダー・人間関係をある程度変えることをお勧めします。この例では、主人公と子どもとの関係を親子にしてもよいですし、物語の話し手とは異なる年齢・ジェンダーに「再現1」から設定することは可能です。80歳代女性の主人公役が劇中での説得に最も成功した場合、将来似た状況に直面した際は「80歳代・女性」の役を演じたくなるでしょう。

筆者自身の経験から言うと、プレイバックシアターを実施すると、主人公が常に困っているにもかかわらず、参加者の間から自然で温かい笑いが頻回に生まれます。この温かい笑いを全員で聞けるように、オンラインで実施する場合、演じていない参加者のビデオ画面をオフにした状態でも、ミュート機能を全員外す（マイクをオンにする）ようにしてください。

困った経験・物語の話し手自身が、一番笑っていることも珍しくありません。信頼できる場で再現された物語は、物語の話し手の記憶に温かい笑いを加える可能性があります。過去の困った物語と似たように状況が、話し手に再度訪れるかもしれません。その場合、過去の物語を肯定的ないし温かい笑いと共に思い出し、過去の失敗を引きずらなければ、プレイバックシアターは成功したといえます。

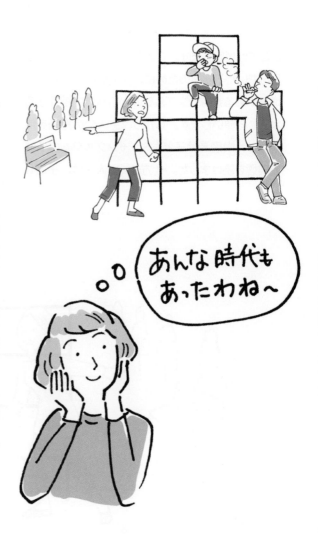

あんな時代もあったわね〜

❸ [2 分でできる即興劇]
フォーラムシアター

(1) フォーラムシアターとは

フォーラムシアターは、ボアールの即興劇の一手法です。先に、ボアールの即興劇の2つ目の重要な概念2として、観客が役者を兼任する「スペクト・アクター（Spect-actor）」を紹介しました。観客が、自分ならもっとうまく演じられると思ったら、ステージ上の役者と入れ替わることができるというものです。ボアールが演劇を上演した際に、途中で観客の中の 1 人が「役者は下手だ、私が演じた方がいい」というのでやらせてみると、実際にその観客の方がうまく演じられたという偶然の出来事から生まれたのが、フォーラムシアターです。

フォーラムというのは、英語で「みんなで話し合う」という意味です。フォーラムシアターには、観客と役者が入れ替わることによって、コミュニケーションを活性化するという目的があります。演劇では、観客と役者がステージ上の物語のイメージを共有することが大事だといわれています。物語のイメージを直接的に共有するため、観客自身がその気になったらいつでもステージ上で演じられる点が、フォーラムシアターのメリットです。

(2) 「公園の喫煙者」の例

ここでは、フォーラムシアターを、上述した自己彫刻・プレイバックシアターの延長ないしより複雑な形態として解説します。「公園の喫煙者」の例を、ここでも引き続き用います。フォーラムシアターとプレイバックシアターの共通点は、物語に登場する2人以上の主要な登場人物を表現するこ

とです。この点で、「困っている主人公1人のみ」を表現する自己彫刻より、複雑であり、現実に近い表現になります。

プレイバックシアターと異なり、フォーラムシアターでは、即興劇の途中で、喫煙者または子ども（または両方）に対してよい説得の仕方を思いついた観客席にいる参加者が「ストップ!」と言って手を挙げて、主人公役と入れ替わります。プロレスのタッグマッチのように、アイデアを思いついた観客が次々と主人公と入れ替わりながら劇を進めます。

対面で実施する場合は、挙手をした参加者が観客席から舞台に移動します。立派な「舞台」は不要です。会場の床を指して、「ここから向こう側が舞台」と伝えて、参加者が舞台のスペースを認識するだけで十分なのです。Zoom の場合は、リアクション機能で手を挙げて、ビデオ画面をオンにして「ストップ」と声を出してください。慣れるまでは、劇を始める前に、みんなで「ストップ!」と言って、声を出す練習をするのもよいでしょう。

フォーラムシアターの基本として、観客が入れ替わるのは主人公役のみです。なぜなら、フォーラムシアターの主たる目的は、主人公の困りごとの改善だからです。もちろん基本に慣れた後の応用として、喫煙者または子どもの役に入れ替わり、主人公役にできるだけ抵抗することも可能です。また、プレイバックシアターと同様に、役者が入れ替わる度に上限 2 分でファシリテーターが止めるようにしてください。

プレイバックシアターと同様に、フォーラムシアターも一度の即興劇の上限が2分程度になるように、ファシリテーターは時間配分をしてください。

❹ ［2分でできる即興劇］
レインボーシアター

（1）レインボーシアターとは

虹に7種類の色があるように、人間の頭の中には、通常複数の考えが同時に存在しており、矛盾や葛藤を抱えています。レインボーシアターは、相手の頭の中にある複数の考えを、それぞれ複数の登場人物として扱い、交渉しやすいものから対話を試みるという即興劇の一手法です。

（2）生活保護申請の窓口での役人への説得

ここでは一例として、「生活保護申請の窓口での役人への説得」を用いるレインボーシアターの

実施方法を解説します。まず、背景・登場人物・場面設定を説明します。日本の生活保護受給者は、全世帯のわずか1.7%で、10%を超える国もある欧米に比べ非常に低い[5]。 また、本来は生活保護を受ける資格がある人の中で、実際に受給している人の割合（捕捉率）は23%です（2016年度）。

日本の捕捉率が低い理由の一つは、窓口で申請しても受け付けてもらえないことです。日本の役所では、生活保護の申請受付は厳密でなかなかすぐに受け付けてもらえない人もいます。

今回の登場人物は2人で、場所は役所の窓口です。主人公が自身の生活保護の申請を受け取ってもらうために、窓口の役人を説得するという設定です。レインボーシアターの特徴として、説得する相手の複数の価値観を参加者が推測して、価値観ごとに1人の参加者が演じます。進め方の例は次ページの通りです。

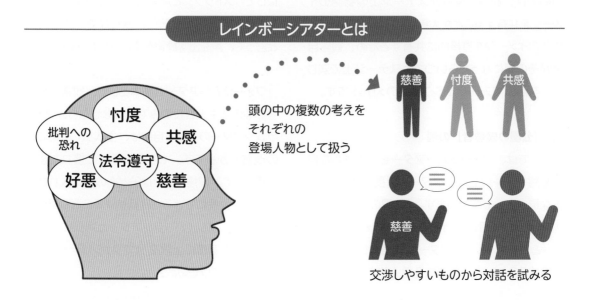

レインボーシアターとは

頭の中の複数の考えをそれぞれの登場人物として扱う

交渉しやすいものから対話を試みる

進め方の例

ファシリテーター…役人の頭の中には「自分が申請を簡単に受け付けるのは、仕事がいいかげんだと思われるかもしれない」という考えがあります。しかし、それ以外にも、この役人の頭の中には、「役人の本来の仕事は、この生活保護というサービスを市民に提供することなので、申請を受け付けるべき」という考えもあるはずです。このように、役人の頭の中で、「周囲からの批判を心配する」という考えと、「本来の仕事だ」という考えの間で葛藤があります。では、この2つ以外に、自分がこの窓口の役人だとしたら、どのような考えが思い浮かびますか?

参加者1……………面倒くさいな、と思う役人もいるんじゃないかな。（A）

参加者2……………もし生活保護がなかったらこの人はどうなるのだろう、という心配。（B）

参加者3……………この人は十分働けそうだし、生活保護がなくてもやっていけるんじゃないか。（C）

参加者4……………もし議員が一緒に来たら困るなぁという思い。（D）

ファシリテーター…「面倒くさいな」という "事なかれ主義" の役人、「大丈夫かな」と心配している役人、「働けるんじゃないの?」と疑っている役人、「議員が来たら困る」と思っている役人、というアイデアが出ました。これらの役人役を、今、発言してくださった方々自身で演じていただきたいと思います。（A）の役人を参加者1さんに、（B）の役人を参加者2さんに、（C）を参加者3さんに、（D）を参加者4さんにお願いします。

※ 5…吉永純、「半福祉・半就労」と生活保障 . 生活保護、社会政策学会誌『社会政策』第 11 巻第 1、p.11-25 https://www.jstage.jst.go.jp/article/spls/11/1/11_11/_pdf

次に、主人公役を、参加者から募って決めます。主人公役の人は、どの役人がどんな考え方をしている人だったかを覚えていなくても構いません。主人公が、役人を演じている4人のうちの1人を指して、その人に話しかけるところからスタートします。主人公に話しかけられた人は、自分の役の価値観に合わせて返答します。主人公は、1人の役人とある程度やりとりをしたら、他の役人に順番に話しかけていきます。

演じる人以外は、Zoomのビデオをオフにします。ですが、観客の反応を共有するため、演じる人だけでなく、参加者全員がミュートを外して（マイクをオンにして）ください。即興劇の終了後は、これまでの全ての即興劇・ワークと同様、演じた人と、観客から、時間の許す範囲で感想や質問を自由に話してもらいます。

❺ 即興劇のテーマの追加例（上限2分）

食生活に関連する自己彫刻のテーマの追加例としては、「同居人の食生活のパターン」があります。物語の例として、毎晩のように、深夜に同居人が1リットルサイズの巨大なアイスクリームを食べているケースがあります。主人公が、アイスクリームで気分が悪くなった同居人から、深夜に頻繁に起こされて困っている物語です。この自己彫刻の例は、その延長としてフォーラムシアターにも応用できます。教育プログラムの参加者が行う即興劇の具体例を拙著『プランBをもっと知るための10通の手紙』より、一部を抜粋してご紹介します。

参加者は食生活を改善する必要がある5人（A、B、C、D、Eさん）です。あなたは「Aさん」で、最初にあなたの経験を2分の物語として説明します。この物語の2人の登場人物は、深夜に1ℓサイズのアイスクリームを食べたい肥満体形のTさんと、Tさんの暴食を止めさせようと説得している同居人のYさんです。

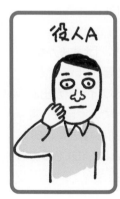
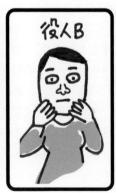
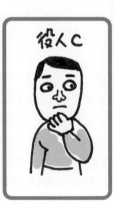
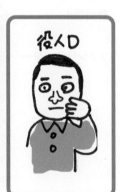

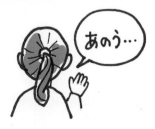

経験当事者のAさんは観客となり、残りの4人のメンバーで最初はBさんが食べたいTさんの役、CさんがやめさせるYさんの役を演じます。

Y（Cさんが演者）：あれ？　Tさん、もう寝るんだよね。これから寝る人がなぜ1ℓサイズのアイスクリームを抱えているの？

T（Bさんが演者）：最近寝つきが悪いから、寝る前にアイスクリームを食べたら寝つきが良くなるような気がして。

Y：普通はそんなに食べたらもっと寝つきが悪くなりそうだけど。

T：まあ、私は普通の人じゃないから。

Y：それだけ食べてもスリムな体形なら普通じゃないかもしれない。でも毎晩のように寝る前にそんなに食べて、普通に肥満体型になっちゃってると思うけど。せめて寝る前ぐらい食べすぎるのをやめたらどうかな。肥満だと病気になりやすいし、寿命も短くなるんじゃ……。

T：私の場合、おなかいっぱい食べないと、メンタルがやられて精神病になって寿命が短くなるかもしれないし。そっちの方が心配だと思う。私だって長生きしたいし、そのためにはおなかいっぱい食べないと。

ここまでは普通のロールプレイですが、ボアールの即興劇がユニークなのはここからです。残る2人（Dさん、Eさん）のうち、どちらでも別の説得法を思いついた人がYさんの役に入れ替わります。すなわち、観客である2人がいつでも即興劇を止めて、自分自身が役者になれるのです。

別の説得法を思いついた時点で大きな声で「ストップ！」と言います。その声が発せられると、ステージ上の即興劇は、その場面で止まります。

このステージにはスポットライトも高い段差も不要です。例えば4畳半の一室でも畳のヘリを境に「ここから向こうの1.5畳がステージ」と決めるだけでOKです。参加者が「ここがステージ」と見なせば、ステージという場の力が現れます。

最終的には5人がそれぞれ入れ替わりながらTさんとYさんの役を演じていきます。

健康教育プログラムの一環として、自己彫刻と、それに続くプレイバックシアター、フォーラムシアター、レインボーシアターを行う場合でも、健康には直接関係がなくとも、話しやすい身近な問題をテーマにすることもお勧めします。

ファシリテーターの方へ	即興劇を用いた入門講座である「ファシリテーター養成講座」のカリキュラムはここまでです。家庭で、職場で、友だち同士で、いつでも、どこでも、これまで習得してきたワークやシアターを繰り返し行ってみてください。

中級「オリジナル演劇創作講座」（全15時間）

実践④ オリジナルの10分演劇を創作

兪 炳匡・平田 オリザ

　前ページまでの知識と技法を踏まえて、もうワンランク、スキルアップした健康教育プログラムの内容が、この10分演劇の創作です。このカリキュラムを習得し、自分たちでオリジナルの10分演劇の戯曲を作り、上演するようになれば、一緒に劇づくりをするという演劇の別の魅力を体験できます。

　ここで扱う戯曲のテーマはあくまでも健康ですが、演劇手法の方法論は、共著者である平田オリザの方法論を参考にしています。具体的な登場人物の設定などは平田が提示している方法論に沿って行うと失敗が少ないでしょう、自分たちで戯曲を創作し、自分たちで演じます。前出の実践①～③のさまざまな即興劇の手法にも再度トライし、演じるための基礎スキルを磨いてみてください。

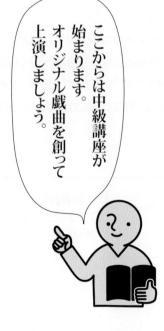

ここからは中級講座が始まります。オリジナル戯曲を創って上演しましょう。

10分演劇を創作する目的と宿題について

1. 10分演劇を創作する目的

　この10分演劇（戯曲）の創作は、健康教育プログラムの一環として想定しています。従って、この演劇の脚本のテーマは、健康に関するものに限定します。例えば、参加者全員に共通する目的が禁煙であれば、テーマを禁煙のみに限定しても構いません。脚本の作成と上演のリハーサルには、数週間単位の時間をかけますので、その期間中、参加者は脚本のテーマである健康問題について繰り返し考えることになります。例えば、劇中の登場人物が禁煙を試みる設定であれば、その人物を演じることが、実生活での自身の禁煙のリハーサルにもなります。

　また、演劇の創作・上演はグループ（5人から7人）単位で行いますので、創作・リハーサルの過程を通じて、グループ内のメンバーと親しくなる可能性が高まります。さらに言えば、グループとして（例えば）3カ月後に、オリジナル演劇を上演するという目的があれば、途中でやめる人も少なくなります。そして、この10分演劇の創作＆上演自体が健康教育プログラムの一環になりますから、他の保健指導プログラムより脱落者の少ないプログラムになるはずです。演劇そのものが楽しく、「私がいないと演劇が成立しない」という責任感は、金銭的な報酬よりも継続のモチベーションを高めると期待できます。

　将来的には、複数のサークルが参加する「即興劇・10分演劇版のコンテスト・交流会」を実施することも計画しています。わずか10分であれ、鑑賞した演劇中のセリフや演技について、参加者がお互いに質問し合える場があれば、友人のネットワークも容易に広がることでしょう。このような交流会で知り合った別のサークルのメンバーと、「次回の交流会での上演を目的とする新たな演劇サークル」を立ち上げることも可能です。オンライン会議システムを使えば、日本全国どころか、世界中の人々と容易にサークルをつくることができます。

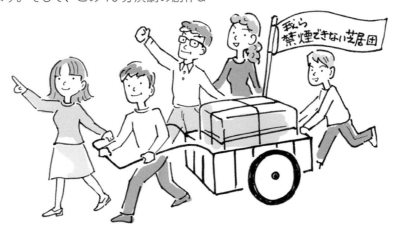

2. 「宿題その1」

❶ 脚本の概要を提出

この講座は、全15時間10セッション（全5回；各回2セッション）構成です。

初回のセッション1の冒頭で、2回目の講座の（例えば）3日前までに、参加者全員が「宿題その1」をファシリテーターに提出する必要があることを知らせてください（提出用紙を、1枚のワードファイルにして表示・説明し、配布）。これが、脚本の概要を提案する企画書に相当します。また、この宿題を匿名化し、2回目の講座で全員の前でファシリテーターが共有・講評することも伝えます。

❷ 提出用紙の構成項目

提出用紙は以下の5項目で構成してください。

●脚本タイトルと1行要約

脚本タイトルと1行要約については、これらを読んだだけで、脚本のテーマが伝わる必要があります。テーマの範囲は、個々の健康教育プログラムの特定の目的（例：減量、禁煙）に合わせて狭く限定しても構いません。もしくは、行動変容によって改善する健康問題なら何でも可、のように広く指定しても構いません。過去に実施したテーマの例は、「食生活の改善（野菜・果物の摂取を増やす）」「1週間当たりの運動時間を増やす」「新型コロナウイルス・パンデミック対策としてワクチン接種・診断検査を受ける」などです。

（主人公の困りごと）

上述した1行要約は、戯曲中の主人公の困りご

と・葛藤の要約でもあります。2章実践③で説明したボアールの即興劇と同様に、本講座の戯曲の主人公は常に、他人によって困らされています。他人が介在しない、主人公の内面のみの葛藤（例：「菜食主義者になるべきか否か」）を表現することは、小説では可能ですが、演劇では難易度が高いため本講座では対象にしません。

複数の対立する立場・価値観によって生じる葛藤を表現する登場人物が、少なくとも1人ずつ必要です。古典的な例は、英国のシェイクスピアによる戯曲『ロミオとジュリエット』です。主人公ジュリエットにとっての葛藤は恋愛相手のロミオと、恋愛に反対する両親で表現されます。

最も単純な葛藤の構造は、主人公の立場が明確で、それに対立する他人が1人だけの場合です。一例は、主人公はコロナ・ワクチンの賛成派で接種済みですが、同居しているパートナーはワクチン反対派で未接種のままです。主人公は家庭内感染のリスクという困りごとを軽減するため、パートナーを説得する必要があります。

このワクチンの例のように、葛藤は深刻である方が、演者にとっても、観客にとっても、興味深くなります。夕食の野菜に、主人公の好物であるトマトを入れることに、トマトが嫌いなパートナーが反対しているといった対立は、本講座では対象にしません。深刻な悪影響として、健康・身体的、精神的、経済的な影響などを可能な限り計量化して検討してください。

2章実践③で説明したように、ボアールの演劇の目的は、「日常の対話」を通じて困りごとを軽減

することです。この目的は、今回の戯曲の創作にも当てはまります。一般的な対話では問題の改善がほぼ不可能な葛藤も、本講座の対象にはなりません。例えば、親である主人公の困りごとが、乳児の夜泣きによる睡眠不足であるケースです。なぜなら、乳児との対話を通じて、乳児が夜泣きの頻度を減らすことはほぼ不可能だからです。

また、アルコール依存症であるパートナーからの身体的な暴力という困りごとも、本講座の対象外です。アルコール依存症は医療の専門家が対処すべきであり、身体的な暴力は警察・司法による介入で解決するからです。また、路上禁煙地区での喫煙に対し過料（罰金）処分を適用されたという困りごとも本講座の対象外です。既にある条例・法律の妥当性を裁判所で争うことは可能ですが、10 分演劇の対象として複雑すぎます。

●場所（1 カ所に固定）

戯曲の登場人物が対話をする場所は 1 カ所に固定してください。わずか 10 分の戯曲中に、例えば、前半 5 分は自宅、後半 5 分は病院の一室、とすると、場所の移動の説明に多くの時間が割かれます。それよりも登場人物間の対話の時間を確保するため、2 カ所以上の場所を認めません。

場所だけではなく、時間・時代も移動・変化しません。例えば、1 幕を通じて、場所は同じ自宅でも、前半 5 分の時代設定は現在で、後半 5 分は 10 年後にするのも、本講座では認めません。時代の変化の説明に割く時間が惜しいだけでなく、観客がこの変化についてこられない可能性があるからです。

プライベートな場所（例：個人の自宅）よりも、家族以外の多様な登場人物が出入りできる公共の場の方が、脚本を創作しやすいでしょう。半公共の場所（例：自宅で実施する葬儀）でも可能です。自然な脚本にするためには、多様な人物が登場する必要があることは、次の項目で詳説します。

●登場人物の設定

登場人物の数は、少なくともグループ内の参加者の数（最小で 5 人）と同じか、それに 2～3 人を追加して設定してください（最大で 10 人）。1 人の参加者が 2 つの役を演じることも可能です。その場合は混乱を避けるため、例えばピザの配達役を明示する帽子をかぶります。

先の（主人公の困りごと）説明では、最も単純な葛藤の構造として、主人公の立場が明確で、それに対立する他人が 1 人のみいる場合を挙げました。この構造よりやや複雑で、登場人物が 3 人いて、主人公以外の 2 人の立場が明確で対立しており（例：ワクチン賛成派と反対派）、主人公の立場が曖昧もしくは戯曲の途中で変化する設定も可能です。主人公の立場が不安定であることは、主人公の葛藤を示します。また、他の 2 人の登場人物も、主人公の葛藤を表現しています。

3 人以上の登場人物を設定する際は、おのおのの登場人物の役割を以下の 2 つの方法で、分類します。1 つ目の方法は、ある問題について賛否が明確に分かれる場合（例：ワクチン接種）、登場人物を賛成派・反対派の 2 つに分類し、さらに、3 つ目の分類として中間派を加えることです。仮に中間派がおらず、賛成派・反対派が戯曲中で立場を変えない場合、演劇よりもディベートのようになり聴衆が退屈してしまいます。分類ごとの

登場人物の数は偏らないようにします。

　登場人物の役割を分類する2つ目の方法は、平田が提案している、内部・中間・外部という分類法です。平田の「通夜ぶるまい」を題材にした作品の『別れの唄』の例では、内部とは、主人公と主人公がよく知る同居家族です。中間とは（主人公が依頼した）葬儀屋で、外部とは主人公がほとんど面識のない弔問客です。この例のように、他の登場人物に対して主人公が持つ情報量の多寡によって、内部・中間・外部の分類が決まります。

　登場人物の間で共有する情報量の多寡は、自然な会話・対話をつくるために重要です。家族のみの会話を1時間以上聞いても、家族が既に共有している「私は40歳代の母で、常勤の看護師」という情報は出てきません。共有する情報量が少ない、中間・外部の登場人物が、「お母さまですか？　お仕事は?」と尋ねることが、自然な会話・対話につながり、登場人物間の人間関係を自然に明らかにします。

　「宿題その1」を提出する際は、登場人物は最小数でも構いません。上演までに、主要な登場人物以外の設定を変えることは可能です。まずは、主人公と主要な人物の関係（内部・中間・外部のいずれかを明示）、人物の年齢とジェンダー、賛否が分かれる問題を扱う場合は人物ごとの立場を、暫定的に設定してみてください。

●戯曲・ストーリー展開の要約

　前ページで設定した人物名を用いて、3文から7文で戯曲の要約を記述して、主人公の困りごとを、さらに詳細に説明してください。この宿題を提出する時点で最も重要なことは、主人公の困りごとと、困りごとを生む人間関係の設定です。戯曲の結末までを記述する必要はありません。

　後述の「宿題2」でストーリー展開を創作する際にも、常に「結末よりも過程の方がはるかに重要であること」に留意してください。主人公が抱えていた問題が、最後まで未解決のままでも構いません。すなわち、ハッピーエンドか否かは、戯曲・物語のよしあしとは関係ありません。よい戯曲の条件とは、上演が終了した後に、その戯曲のテーマや、戯曲中の主人公の困りごとについて、観客と役者が身近な人との対話を始めたり、継続して考えたりする契機・機会を提供できることです。

撮影：青木司

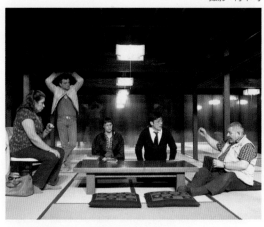

青年団国際演劇交流プロジェクト 2007
『別れの唄』
作：平田オリザ　翻訳：ユタカ・マキノ
演出・美術：ロラン・グットマン
2007 年 4 月 5 〜 8 日（シアタートラム）
※その後、フランス国内巡演、日本での再演も行う

❸ 宿題1の講評会で、脚本案の絞り込みとグループ分け

　2回目のセッション3では、参加者全員から提出された宿題を匿名化した上で、参加者の前で講評会を行います。上述の戯曲の創作方法を基準に、それぞれの宿題のどの箇所がよいか・改善すべきかを説明し、可能なら3段階に評価付け（A(最良)、B、C）します。明らかに戯曲のテーマとしてふさわしくないもの（例：個人の内部の葛藤のみを扱う）を除外します（C評価）。評価付けの目的は、参加者がよりよい脚本の書き方を学ぶためです。参加者のやる気をそがないように、必ず匿名化した上で講評してください。

　講評会の後、参加者全員による投票を行い、上演する脚本案を最終決定します。脚本案ごとに最低5人（最大7人程度）になるように、必要があれば、脚本案の数を少なくした上で、再度投票してください。その後、参加者自身が選んだ脚本案ごとに、グループをつくります。

❹ 脚本をさらに吟味するグループワーク

　2回目のセッション4の最後の少なくとも20分（から30分）は、グループ・ワークの時間にしてください。オンラインであれば、グループごとに別の会議室（例：Zoomではブレイクアウトルーム）に移動してください。対面の場合、同じ部屋でも構いませんが、部屋の内部で移動してグループごとに会議を進めてください。

　このグループ・ワークの目標は、投票で選んだ戯曲の脚本案の主要な内容は変えずに、細かい内容を決めることです。変えてはいけない主要な内容とは、●1行要約　●場所　●主人公を含む葛藤を表現する登場人物、●戯曲・ストーリー展開の要約で説明される主人公の葛藤です。

　これら以外の細かい内容を変える場合、グループ内で暫定的な決定をしてください。細かい内容は、最終の上演まで改訂を続けてください。

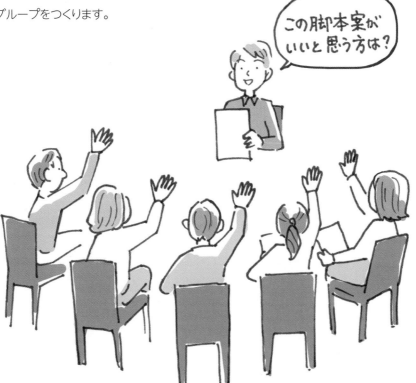

3. 「宿題その2」

❶ ストーリー展開の組み立て

2回目のセッション3の冒頭で、次回（3回目）の講座の（例えば）3日前までに、参加者全員が「宿題その2」をファシリテーターに提出する必要があることを知らせてください（提出用紙を、ワードファイル1枚にして表示・説明し、配布）。「宿題その2」の目的は、「宿題その1」を基に決定したグループごとのテーマ・設定の下で、ストーリー展開を創作する練習です。「宿題その1」と同様に、この「宿題その2」を匿名化し、3回目の講座で全員の前でファシリテーターが共有・講評することも伝えます。

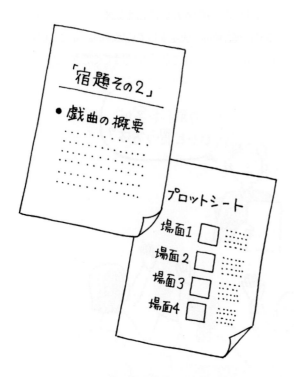

❷ 提出用紙の構成項目

「宿題その2」の提出用紙は、以下の2項目をそれぞれ1ページで構成してください。

●戯曲の概要（1ページ目）

この項目の形式は、「宿題その1」と全く同じです。また、この概要は上記の最初のグループ・ワークで暫定的に合意したものですので、同じグループ内のメンバーの間で全く同じである必要があります。ただし、以下のプロットシートは個人単位で作成したものを提出してください。

●プロットシート（2ページ目）

戯曲の詳細なストーリー展開を創作する第一歩として、上演時間全体の10分間をいくつかの場面に分割します。1場面は1分程度で、長くても2分（2章③での即興劇の上限時間と同じですね）です。10分演劇では、最小8場面から最大12場面を用意します。13場面以上になると、場面転換が頻繁になりすぎて、観客の理解が追いつかない可能性が高くなります。

本講座での戯曲においては、1人以上の登場人物が舞台を出たり入ったりすることによって、場面が変わります。平田によると、場面ごとにどの登場人物が舞台上にいるか・いないかを決めることが、ストーリー展開を創作する上で最も重要になります。その理由の1つは、舞台上の登場人物の間の対話・会話は、「誰がいて・誰がいないか」にも大きく影響されるからです。

例えば、3人の登場人物X、Y、Zのうち、人物Xが舞台から出て行った後、舞台上に残った人

物 Y と Z がその場にいない人物 X について（面と向かって言いにくい）批判を始めたとすれば、これら3人の登場人物の間の人間関係・力関係について観客は多くの情報を受け取れます。

もちろん、登場人物は10分の戯曲の中で、何度でも舞台に出入り可能です。オンラインで実施する際は、舞台上の人物以外は画面をオフにすることで、舞台上の人物を明示します。また、特定の人物が常に舞台にいると、ストーリーの展開として平板になるので、避けてください。

このような登場人物の出入りに基づく場面の変化を創案する際に有用なのが、平田が用いる「プロットシート」です。プロットシートは A4サイズの紙に、1ページ当たり4つの「アウトラインボックス」が含まれます。それぞれの「アウトラインボックス」は、1つの場面を表す単位であり、人物の出入りを図示しています。

「宿題その2」で提出するのは、戯曲の前半にあたる最初の4つの場面、時間にして約5分間の詳細なストーリー展開です（「プロットシート」の1ページ分のみ）。

〈戯曲の概要例〉

タイトル：妊婦にもコロナ・ワクチン？

1行要約：妊娠中の女性（主人公）がコロナ・ワクチンを接種すべきか否かで悩んでいる

場所：プレママセミナーを実施している公民館

登場人物：

● 主人公 (Pr) ……………………… 33歳の専業主婦。夫に気を遣っている。2人目を妊娠。胎児のことを考えワクチン接種を避けるべきか悩んでいる。

● 主人公の配偶者 (Hb) …………… 45歳。Pr の年の離れた夫。ワクチン賛成・接種済み。ワクチン賛成だが、理論的ではない。世間体や会社のメンツを気にする。独善的。

● 主人公の子ども (C) ……………… Pr と Hb の長子。賢い5歳女児。ワクチン未接種。

● プレママセミナーの講師 (Ns) ···· 35歳女性。看護師、ワクチン賛成・接種済み。理論的。

● 主人公の先輩 (Sp) ……………… 38歳の女性で子だくさんな Pr の先輩。ワクチン反対・未接種。思い込みが激しく、自然派主義。インフルエンザの予防接種もしない主義。無添加せっけん販売で成功し、何かとハーブティーを Pr の元に持ってくる。理論的でない。

● 危険なおじさん (Old) …………… 通りすがりの60歳代のおじさん。ワクチン反対・未接種。PCR 検査も陽性だが、マスクをせずに堂々と歩き回り、周りを脅かす。Pr の気持ちを変えるキーパーソン。コロナ禍の後、公民館で実施されていたカラオケ教室がなくなり、居場所がなくなった人。やさぐれた感じ。

ストーリーの概要：●主人公夫婦がプレママセミナーに参加

●主人公はワクチン反対　vs　夫とセミナー講師（看護師）は賛成

●自然派主義の先輩はワクチン反対で主人公に加勢

〈プロットシート例〉

主人公	主人公の夫	セミナー講師	主人公(Pr)の先輩	主人公の子ども	主人公(Pr)の先輩
		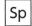			

場面①：

　左側の箱形のアウトラインボックスは、舞台上に4人の登場人物がいることを示します。上記の登場人物の紹介のところで、人物を示すアルファベット表記で2文字（例：主人公はPr）を決めておくとよいでしょう。

　また、戯曲のテーマについて明確な賛否の立場がある場合（例：ワクチン接種）は、登場人物を〇（接種に賛成する人）、□（接種に反対する人）、△（中立の人）で表現するとストーリーの流れが分かりやすくなります。戯曲の流れと結末を検討し、どの場面で登場人物の心境が変化するか決めましょう（　例：□→〇になる、△→〇になる、〇→△になる）。

　横には、場面ごとのおおまかな戯曲の筋や、登場人物が話す話題を1～2行書いておきます。宿題2を提出する時点では、個々のセリフまで記入する必要はありません。最終上演までに、全てのセリフを入れることも一案です。

場面②：

　人物（Ns）が舞台から退出することで、2つ目の場面が始まります。アウトラインボックス内の人物（Ns）からの矢印が外側に向いていることは、この人物が舞台から退出することを示します。

場面③：

　2人の人物（Ns）と（C）が舞台に登場することで、3つ目の場面が始まります。舞台への登場を示すのが、内側に向いている矢印です。人物（Hb）が退出することで、場面3が終了します。

場面④：

　4人の登場人物のうち、大人の3人がワクチンの賛否について対話しています。人物（C）が再び舞台から退出することで、この4つ目の場面が終了します。このように、それぞれの人物の出入りが、場面の冒頭または最後であることも、プロットシートの右側に明記してください。

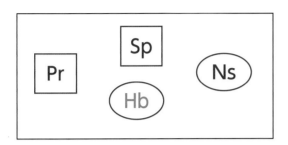

① **（イントロ）プレママセミナー後の会話**

　セミナーに参加した主人公と夫、主人公の先輩が感想を言い合っている。

　【Ns】プレママセミナーの終了を知らせる。参加者はどういう関係か？ ということを聞く。

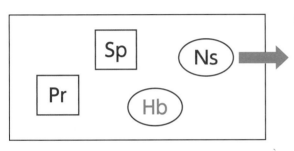

② **ワクチンについて話題提起**

　冒頭で【Ns】「キッズスペースの様子を見てきます」と言って舞台から退出。

　【Hb】Ns の退出後に態度を豹変させて、ワクチン接種に消極的な Pr を非難し始める。

　【Pr】と【Sp】が発言。

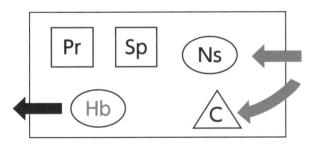

③ **社会問題の表出（ジェンダー差別）**

　冒頭で【Ns と C】（キッズスペースから）舞台上に戻る。

　5 人の間で対話・会話。

　最後に【Hb】「（ワクチン接種についての対話において、自身のジェンダー差別的発言を女性たちに非難されて気まずくなり）ちょっとタバコ吸ってくるわ」と言って退出。

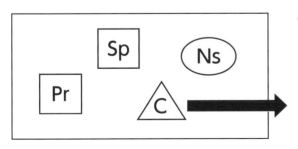

④ **ワクチンの賛否（女性間の対話）**

　3人の女性がワクチンの賛否について対話。

　最後に【C】「（つまらないので）パパ探してくるね」と言って舞台から退出。

❸ グループワーク（前半5分の決定と後半5分の暫定）

　3回目のセッション6の最後の少なくとも20分（から30分）は、グループ・ワークの時間にしてください。このグループ・ワークには2つの目標があります。

　1つ目は、各自が提出した「宿題その2」の内容をグループ内で検討し、戯曲の前半の5分間の内容について合意・決定することです。この決定は、特定の1人の「宿題その2」の内容にしても構いませんし、複数の「宿題その2」の「いいとこどり」をして組み合わせても構いません。

　2つ目の目標は、戯曲の後半の5分間の場面・ストーリーの展開について、暫定的な決定をすることです。最初の中間発表としての上演があるセッション7までに、全ての場面のプロットシートを完成させることを目指してください。後半の展開について合意が得られなければ、中間発表の上演時の後半5分だけは、脚本のない即興でも構いません。また、話し合いでコンセンサスが得られなければ、複数の案を即興で演じてから再検討してみるのも一案です。

●後半部分のプロットシート
〈後半部分のプロットシート例〉

　参考までに上記の戯曲『妊婦にもコロナ・ワクチン?』の例の後半部分も掲載します。最終上演までに、グループの合意の上でこのようなプロットシートを完成させてください。

ストーリーの概要（上述の例の続きのみ）：
- 主人公夫婦の子どもが行方不明
- 不審なおじさんが主人公の子どもと共に現れる。「わしはPCR検査陽性だぞ!」と周りを恐怖に陥れる。
- 主人公は、自らがワクチンを接種して自分自身や子どもたちの身を守らねばと立場を変える

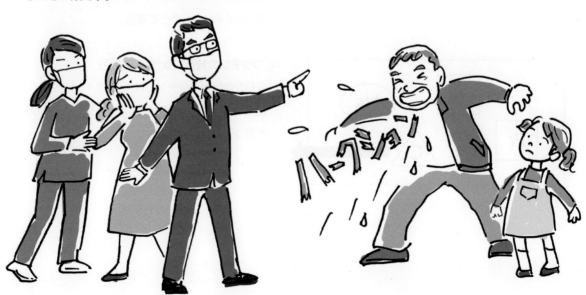

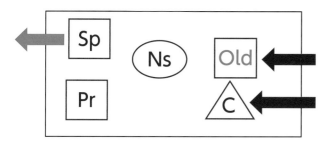

⑤ **不審なおじさんが出現（大きな場面変化）**

　冒頭で【Pr】「あれ？　子どもがいない」、【Sp】「探してくる!」と言って退出。

　【Sp】退出直後に PCR 検査陽性のマスクもしていないおじさん【Old】が子ども【C】と登場。

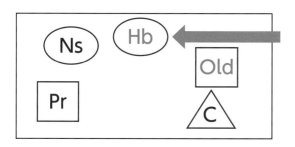

⑥ **ワクチンの認識**

　ワクチンを打つことの重要性を示すための伏線（Pr の気持ちが変化）。

　冒頭で【Hb】舞台上に戻り、マスクをしていないおじさんを非難。

　【Old】「なんだよーうるせーなー。（くしゃみ）」一同困惑。

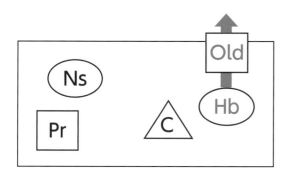

⑦ **ワクチンの利益（Pr の変化）**

　【Hb】Old を追い出す。

　冒頭で【Old 退出】「わーかったよ。ゴホゴホ」一同、より感染の不安感。

　全員で接種の必要性について話し合う

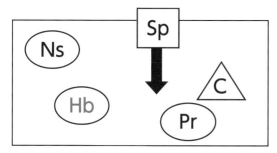

⑧ **［エンディング］**

　起こったことのまとめ。

　【Pr】（接種反対から賛成に傾く）

　最後から 15 秒前に【Sp】（戻ってきて）子どもが見つかってよかったね、そろそろ帰るわね。

　終幕

4. 戯曲を面白くする5つのヒント

ヒント① イメージを共有しやすいものから始める ・・・・・・・・・・・・・・・・・・・・・・・・・・・・・・・・・・・・・

演劇自体はフィクション・虚構ですが、設定された場所が市役所であれば、役者は市役所にいる自分をイメージしながら演じます。このイメージを観客が共有できれば、演じられている戯曲に没入できます。このようなイメージの共有は、演劇の成功にとって、不可欠な要素です。

10分の戯曲のうち、前半はイメージを共有しやすいものから始めて、徐々に共有が難しいもの

を含めるのがお勧めです。多くの人に馴染みのある身体を使う行為（例：ラジオ体操や縄跳び）は、ジェスチャーだけでもイメージを共有しやすいのです。他方、イメージを共有するのが最も難しいのは、頭の中にある価値観や感情です。従って、登場人物間の価値観の相違や葛藤などを、戯曲の冒頭で表現するのは避けた方がよいでしょう。

ヒント② "社会的な問題" と "個人的な問題" のバランスをとる ・・・・・・・・・・・・・・・・・・・・・・

本講座が対象にしているのは個人の健康に関する問題ですが、社会的な問題もある程度含めるのがお勧めです。なぜなら、登場人物の発言・価値観に観客が共感できない場合でも、発言・価値観の背景となる社会的な問題に観客が共感できることがあるからです。

さらに言えば、社会的な問題から完全に切り離

された個人の問題というものは、ほとんどありません。例えば、「何人子どもが欲しいか」は個人的な問題ですが、子どもの教育費用にも影響を受けるので社会的な問題でもあります。「何人子どもが欲しいか」を戯曲に含めると、政府の少子化対策の問題や、社会全体の少子高齢化問題まで劇中で言及することができます。

ヒント③ "深刻さ" と "笑い" のバランスをとる ・・・・・・・・・・・・・・・・・・・・・・・・・・・・・・・・・・・・

たとえ10分でも、ずっと深刻な話だけを続けたら、観客はきっと疲れてしまうでしょう。話の本筋とは直接関係がなくとも、笑いも戯曲の中にバ

ランスよく含めることが必要です。ただし、弱者を嘲笑するような笑いは、演者と観客の両方に負担を掛けるので、避けてください。

ヒント④ "対話"と"対話以外のコミュニケーション"のバランスをとる ……………

下記の表が示すように、コミュニケーションには5種類あります。情報が省略されずに言葉で説明されるほど「低コンテクスト」となり、情報が省略される傾向が強いほど「高コンテクスト」となります。この視点で分類すると、コンテクストが最も低いのが「ディベート」、次に低いのが「討論」となります。一方、コンテクストが最も高いのが「独白」で、次に高いのは「会話」となります。本講座の演劇の中では「対話」が最も標準的なコミュニケーションになります。しかし、「対話」だけの演劇では観客は退屈するかもしれませんので、他の4種類のコミュニケーションを組み合わせて、最適のバランスを見つけることが重要です。

コミュニケーションの種類

コミュニケーションの種類	文脈（コンテクスト）	冗長性 (Redundancy rate) 類
ディベート／ Debate	最も低い	最も低い
討論／ Discussion	やや低い	やや低い
対話／ Dialogue	演劇では標準	最も高い
会話／ Conversation	やや高い	やや低い
独白／ Monologue	最も高い	最も低い

ヒント⑤ "セリフによる表現"と"セリフ以外による表現"のバランスをとる …………

演劇は、全ての場面がセリフ（主に対話）によって進んでいきます。しかし、セリフ・対話を常に完璧なキャッチボールにする必要はありません。沈黙や非言語的な応答は、完璧な対話以上に効果的である場合があります。例えば、質問に対して何も答えずに黙ってコーヒーを飲むなどです。また、「え・・・うん、できれば・・・」といった曖昧な言葉の方が、完璧な言葉で議論するよりも、多くの情報を観客に伝えられることがあります。

また、10分間で表現したいことの全てをセリフにすることはできません。観客は、脚本に書かれていないことも無意識のうちに想像で補いながら劇を観ています。例えば、どんな状況で、誰と誰が一緒に出て行ったかを見せるだけで、観客は出て行った登場人物たちが、その後どんな会話をしているかまで自然に想像していきます。このような観客の想像力を考慮に入れながら、脚本を考えてみましょう。

5. 中間発表と最終上演について

上演の形式

　セッション7と9では、中間発表上演と最終上演を行い、同じ形式で行います。時間配分としては、1セッション90分のうち、1グループあたり少なくとも30分を確保します。

　この30分のうち、最初の10分が上演時間で、残り20分は演者と観客の間の対話の時間です。

　後者の時間では、まず観客全員から劇中の特定の箇所（例：セリフ、ストーリーの展開など）について (i) 良かったという感想、(ii) 変更の提案、(iii) 質問を受けます。その後、ファシリテーターが類似した質問をまとめて、演者に尋ねます。特定の演者だけでなく、演者の全員が少なくとも1つの質問に対して回答できるように、ファシリテーターが質問を振り分けてください。

　上記の演者と観客の間の対話の時間は非常に重要ですので、1セッションの90分の枠で終了しない場合は、セッション7（または9）開始後90分の時点でいったん10分程度の休憩を取った後、セッション8（または10）の時間を20〜30分程度まで使って構いません。休憩を取らずに90分以上のセッションを継続することは、参加者の集中力が続かないので、避けてください。

　セッション8の残りの時間は全てグループ・ミーティングに使ってください。セッション7で観客から受けた感想・変更提案・質問を基に、各グループは最終上演まで、戯曲の内容の改訂を続けます。セッション10の残りの時間は、本講座全体についてのふりかえりの時間です。参加者全員から、感想を共有してもらいます。

　セッション10に限らず、各セッションの後に、オンライン・フォームを用いて、参加者から以下の質問への詳細な回答を得るように、事前に設定してください。

　（質問1）どのような体験でしたか？　どう感じられましたか?感想を自由にお書きください。

　（質問2）特によいと思われた点やワークがあれば教えてください。（いくつでも）

　（質問3）分かりにくかった点などあれば、その改善策のご提案と共にお聞かせください。

　（質問4）その他、疑問、質問など上記の質問1〜3に当てはまらないことをご自由にお書きください。

　ファシリテーターが上演前・中に確認する事項はいくつかあります。オンラインで実施する場合は、誰が演者かが一目で分かるよう、演者以外はビデオをオフに、待ち受けの写真もオフにするよう指示します。上演中、残り3分、1分の時点でそれぞれ演者に知らせてください。

※ P82〜96　参考文献『演劇入門』平田オリザ（講談社現代新書）

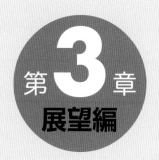

今後の展開と政策への提言

兪 炳匡

　本章では健康教育プログラムにご興味を持っていただいた方へ、その興味を持続し、継続的な協力関係を維持するためにご参加いただける活動を紹介します。また、現時点では構想段階ですが、長期展望として目指している活動を「政策提言」という形にまとめて説明します。

活動予定 継続的な協力関係のためにすぐに参加できる活動

①フォローアップ・ミーティングへのお誘い

「お試しワークショップ」または、入門編の研修である「ファシリテーター養成講座」を受講された方のみを対象に、フォローアップ・ミーティング(毎月1回90分)を実施しています。このミーティングはZoomで実施しており、参加費は無料です。また、毎月参加いただく必要はなく、無理のない範囲でご参加いただけます。

本ミーティングの目的は2つです。1つ目は、即興劇を用いる健康教育プログラムに関する情報交換です。毎回のミーティングでは、前半の30分で下記のワークショップ・研修講座などのお知らせをします。2つ目の目的は、即興劇について追加的な研修をしていただくことです。この目的のため、毎回のミーティングでは、後半の60分で様々な演劇的手法を、ワーク・ゲームを通じて学びます。

②特定非営利活動法人 (Non-Profit Organization(NPO)法人) 『プランB』へのお誘い

このNPO法人は、2023年4月ごろの設立を予定しています。本法人の主たる目的は、本書で解説した健康教育プログラムの普及です。事業計画として、以下でも説明する「お試しワークショップ」や研修講座の実施とプログラムの評価研究を含みます。これらの研修講座の講師として、研修を修了した社員を派遣することを計画しています。

派遣する先としては、地方自治体や企業の健康保険組合などを想定しています。派遣先との契約に基づき、講師を務める社員に謝金をお支払いします。この法人の趣旨に賛同いただける方なら、どなたでも年会費5千円を支払えば社員になれますので、皆さまのご参加をお待ちしております。

【フォローアップ・ミーティング】

対象	ファシリテーター養成講座を修了された方
受講料	無料
必要なもの	Zoomが使用できるPCまたはスマホ
問い合せ先	info@npoplanb.org

【講師・社員の募集】

対象	ファシリテーター養成講座を修了された方
年会費	5,000円
ホームページ	https://www.npoplanb.org
問い合せ先	info@npoplanb.org

書籍紹介

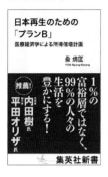

『日本再生のための「プランB」
医療経済学による所得倍増計画』
（集英社新書）
兪炳匡著

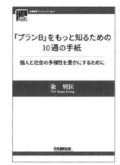

『プランBをもっと知るための10通の手紙』
個人と社会の多様性を豊かにするために
（北東亜州出版）
兪炳匡著

本健康教育プログラムの普及のための活動

③広報活動としての「お試しワークショップ」

　本書の健康教育プログラムの普及活動の一環として、「お試しワークショップ」（1回90〜120分）を地方自治体、企業の健康保険組合、学術集会（学会）などでの実施を予定しています。この「お試しワークショップ」の参加者を対象に、入門編の研修である「ファシリテーター養成講座」（全12時間）への参加をお勧めしています。「お試しワークショップ」を実施できる地方自治体・企業の健康保険組合などをご存じであれば、ぜひご連絡ください。例えば、企業の社員の方に「ファシリテーター養成講座」も受講いただければ、その企業内での普及に向け内部でプログラムを継続的に実施・自走することが可能になります。

【お試しワークショップ】

対象	地方自治体・企業の健康保険組合・学術集会(学会)等
時間	1回90〜120分
問い合せ先	info@npoplanb.org

④今後の研修講座の実施予定

　毎年度、入門編の研修である「ファシリテーター養成講座」（全12時間）は少なくとも2回、中級編の研修である「オリジナル演劇創作講座」（全15時間）は少なくとも1回は実施予定です。もちろん、1つの組織・事業所で、参加者が20名程度いらっしゃれば、特定の組織・事業所でこれらの講座を実施することも可能です。

【ファシリテーター養成講座】

対象	実施する毎に掲載
料金	未定
時間	全12時間
問い合せ先	info@npoplanb.org

【オリジナル演劇創作講座】

対象	原則としてファシリテーター養成講座の修了者
料金	未定
時間	全15時間
問い合せ先	info@npoplanb.org

長期的展望 社会の変容を目指すための3つの政策提言

政策① 予防医療教育に関連する職種・雇用を大規模に創出する。
政策② 地方再生の一環として、地元の非営利組織（地方自治体ないし「非営利民間組織（NPO）」）が予防医療教育を提供する。
政策③ 日本・韓国・台湾を含む北東アジア経済共同体を創設する準備をあらゆる分野進める。

先述したNPO法人名『プランB』の由来は、前ページ掲載の拙著『日本再生のための「プランB」― 医療経済学による所得倍増計画』です。ここに「プランB」として、の3つの政策提言を示しています。まずその提言の背景をお話します。

歴史的な転換期に逆行する経済システム 今こそ予防医療教育を重視すべき

まず予防医療としての健康教育について、歴史的な意義を説明します。即興劇を用いる健康教育は目新しいのですが、健康教育そのものは100年以上前から存在します。

私が強調したいのは、予防医療教育の社会全体における相対的価値は、過去400年で最も高くなっていることです。特に世界の中でも、日本での相対的価値が高いことは、前述の拙著『日本再生のための「プランB」― 医療経済学による所得倍増計画』（集英社新書、2021年；以下では『プランB』と略）で、標準的な経済学理論を用いて詳説しています。

分かりやすい仮想例を挙げます。自動車運転中の交通事故による外傷の治療に、2つの選択肢があるとします。

選択肢①は治療期間1週間・医療費100万円。

選択肢②は治療期間が相対的に長く2週間かかりますが医療費は低く50万円。

同じ日本でも、高度成長期では選択肢①が望ましく、低成長期の2022年現在であれば、選択肢②が望ましいのです。なぜなら、高度成長期の日本の企業は利潤率が高いので、1週間早く退院して、1週間長く仕事ができれば、70万円の追加利潤を生むとします。この場合、選択肢①を選んで、追加の医療費50万円を払っても、追加利潤20万円（＝70万円−50万円）を確保できるからです。

他方、2022年現在の日本企業の利潤率は低く、1週間早く退院・仕事復帰しても、2万円の追加利潤しか生めません。この場合、急いで退院する必要がないため、医療費が50万円低い選択肢②が望ましくなります。さらに言えば、選択肢②では入院中の患者さんに時間的余裕があるので、予防医療教育の出番です。

この例の自動車事故の原因が飲酒運転である場合、酒量を減らす予防医療教育を入院中に実施すべきです。この予防医療教育が、将来の同様な交通事故を起こす確率を20％減らすことができる場合、将来の外傷医療費10万円（＝50万円×20％）を節約できるので、この予防医療教育に10万円まで支出することを正当化できます。

上記の仮想例は、経済効率の視点から正当化できる医療サービスは、マクロ経済の状況次第で変化することを示しています。例中の利潤として挙

予防医療教育があたりまえになるには

げた70万円と2万円の比は、日本全体の営利企業の利潤率の近似値である、10年国債の実際の利子率（1970年（7.07%）と2022年9月（0.24%））の比に基づいています。1997年以降の日本の国際利子率の低さは、400年ぶりの歴史的な低さです。

この仮想例を通じて「低成長・低利潤の時代には、急性期の治療よりも、予防医療教育に医療資源を手厚く配分すべき400年に1度のチャンス」との経済理論からの提言を、直感的にご理解いただけたかと思います。

一国の資本主義の総合指標ともいえる10年国債の利子率が、1970年代から多くの先進諸国で低下傾向にあることを、資本主義の終焉の始まりと経済学者の水野和夫氏は解釈しています。しかし、日本を含む多くの先進諸国では、資本主義の終焉という大きな歴史の流れに逆行している人々が多くいます。この逆行の一例が、いまだに続く急性期医療の重視と予防医療教育の軽視です。経済理論から見ても、歴史という時間軸から見ても、現在の日本でこそ予防医療教育を重視すべきと私は確信を持って提言できます。

富と人材の流出を傍観している地方
非営利組織で地方再生を

歴史という時間軸に加え、都道府県境・国境という地理的な距離の軸から、予防医療教育の重要性を解説します。富と人材の流出は、地方にとって長年の悩みです。この解決策の1つとして、予防医療教育の実施を私は提言しています。上記の交通事故の例において、選択肢②に比べて、早期の退院が可能な選択肢①の方が高額な治療薬・医療機器が必要になります。

これらの医療機器・治療薬メーカーの立地が、地元ではなく東京・国外であれば、これらのハイテク医療に使う医療費（地元住民のお金）は、地元（地方）から東京・国外へ流出します。

一方、上記の交通事故の例で入院中の予防医療教育を、地元で雇用する医療従事者（本書の「ファシリテーター」を含む）が担当すれば、予防医療教育に使う医療費は、医療従事者が地元で消費する住居費・食費になり、地元経済を活性化します。

従って、急性期の医療よりも、予防医療教育に医療資源を手厚く配分すると、地方と東京の経済格差の縮小にも寄与できます。経済格差だけでなく、このような予防医療教育の仕事を提供しない自治体は、医療従事者を含めた貴重な人材を失い、人口減少にも苦しむことになります。

拙著『プランB』は、予防医療教育を実施する組織として、非営利組織を提言しています。非営利組織には、（中央と地方の）政府組織と民間非営利組織（NPO）が含まれます。非営利組織においては、株主への配当が禁じられているため、地方から株主のいる東京・国外へ富が流出する心配がありません。官民という従来の二分類法よりも、非営利組織／営利企業という二分類法が、地方再生の視点からはるかに重要です。また、地方を含めた日本から国外へ富の流出を減らす方法については、次ページの政策提言の中で解説いたします。

政策① 予防医療教育に関連する
職種・雇用を大規模に創出する。

健康教育プログラム・ファシリテーターの国家資格化を目指す

　私が確信を持って、本書のファシリテーターの国家資格化を目指しているのは、米国で前例があるからです。米国の公的医療保険制度であるメディケア（加入者は約6千万人）が2018年に開始した糖尿病予防教育プログラムの下では、12時間の研修を受けるだけで、「コーチ」と呼ばれる本書のファシリテーターに相当する、教育プログラムの先生役の資格が得られます。

　この資格を持ち、マニュアルに沿って予防教育を提供すれば、医師と同様に、メディケアから診療報酬を得られます。この前例の詳細は、拙著『プランB』を参照（P99）ください。

　この米国の先例を参考にして、本プログラムの入門編の研修である「ファシリテーター養成講座」の研修時間を12時間にしました。また、日本での国家資格を目指す前段階として、地方自治体レベルでの資格化を目指すことも検討しています。中央・地方政府からの資格として認めてもらうためには、養成するファシリテーターの数を増やすことと、本教育プログラムの効果を学術的に評価することが今後の課題になります。

政策② 地方再生の一環として、地元の非営利組織（地方自治体ないし「非」営利民間組織（NPO））が予防医療教育を提供する。

パイロット事業を自治体レベルで実施

先述したように、医療資源・医療費を急性期医療よりも予防医療教育に、現状よりも手厚く配分すべきです。また、日本を含む多くの国において、総医療費の伸び率の抑制が政策目標になっています。しかし、この政策の暗黙の前提である「総医療費が増えすぎると、国全体の経済成長率を引き下げる」という論を正当化する科学的エビデンスは、ないに等しいことを私は強調したいと思います。

手厚い資源・予算配分を、予防医療教育を提供する非営利組織に回せば、地方にとって富と人材の流出を防げると「理論上」期待できます。このような地方自治体レベルに及ぼす、予防医療教育のメリットを「実証的」に評価した研究はありません。特定の自治体の首長からご理解を頂き、「プランB」のパイロット事業を自治体レベルで実施することを目指しています。このパイロット事業が成功すれば、日本全国で同時多発的に、「プランB」下の予防医療教育が普及するでしょう。

政策③ **日本・韓国・台湾を含む北東アジア経済共同体を創設する準備をあらゆる分野で進める。**

全ての地方自治体にとっても喫緊の課題

先述した「富と人材の流出を傍観している地方」の延長として、「国際社会と日本国内における人材争奪戦を傍観している日本社会」があります。政策③を中央政府に任せるのではなく、全ての自治体が検討すべき理由を以下で説明します。

日本国内の地方から富と人材を吸い上げている東京は、独り勝ちしているように見えます。しかし、東京ですら、1989年の冷戦終結後に加速した国際社会における人材争奪戦で、完敗状態が続いています。この人材獲得競争に完敗したことが主たる原因で、日本の企業は1989年をピークに国際社会での存在感を急速に失ったことは拙著『プランB』でも多くのエビデンスと共に解説しました。

国際社会の人材獲得競争で圧倒的な勝者は米国です。人種・民族・文化・宗教の違いを超えて共通のルールを作り、米国内の移民のみならず、世界中に散らばる米国企業の社員を束ねて、共通の目的のもとに仕事を進めることに関しては、米国に対抗できる国はありません。

世界人口約80億人の中から優秀な人材を吸い上げている米国に対して、人口1.2億人の日本国中でいくら人材をかき集めて「オールジャパン・チーム」を作っても勝ち目はありません。GAFAと呼ばれる米国の巨大IT（情報技術）関連企業に対抗できる企業が、日本から生まれるとの夢物語からそろそろ覚めて、現実な対応策をとる欧州連合（EU）を見習うべきです。EU圏内からの富の流出を防ぐため、EUはGAFAに対して厳しい規制を課して適切な法人税を払わせています。GAFAに対抗できる企業を育成するより、このような規制を実施する方が迅速かつ確実です。

EUのような規制を、現在の日本は実施できません。その理由は、日本には国家レベルの友人がいないからです。EUの27加盟国のうち、一国で日本よりGDPの大きい国は1つもありません。しかし、経済的利益と価値観を共有する27カ国が足並みをそ

ろえて EU（2018 年時点で、日本に比べ人口・GDP 共に約 4 倍）として行動できるので、GAFA のような巨大な多国籍企業への規制が可能になります。日本が、EU にも北米の経済圏にも加入できない理由の詳細な説明は、拙著『プラン B』を参照ください。

　日本が、上記の EU 並みの規制を実施するためには、政策③を実施して韓国・台湾と EU 並みの共同歩調を取る必要があります。この政策③に反論される方には、拙著『プラン B』をご覧いただいた上で、欧米に（留学か就労で）1 年以上住んでみることをお勧めします。欧米に 1 年でも住めば、日本・韓国・台湾・香港の文化的近さを、しみじみと実感できますから。この文化的近さに気づくことが、政策③の原動力になります。

　日本の地方に住む方々にとっても、北東アジア経済共同体とは無縁ではありません。なぜなら、国際社会における日本経済の地盤沈下が今後さらに進むと、日本国内において地方から東京への富・人材の吸い上げは現状よりさらに過酷なものになると予想されるからです。首都と多国籍企業による富・人材の二重の吸い上げは、日本・韓国・台湾の地方自治体が、国境を超えて共有している問題です。

　日本は地理的な位置が一因で、他民族との交流の歴史が短いため、米国と異なり、民族・文化・宗教の違いを超えたルールをつくることが不慣れ・不得手です。このような多様性を考慮したルール・社会契約づくりのリハーサルとしても、演劇的手法は有効です。

　幸いオンラインミーティングが手軽になりましたので、文化的に近い韓国・台湾・香港出身の方々と、健康問題に限らず、本書で紹介する演劇を協同で創作することも可能です。このような協同作業を通じて文化・価値観の近さを確認できれば、国際協同のよいリハーサルになり友人もできるでしょう。個人としての友人を増やすことは回り道のようで、確実に国家レベルの友人をつくることに寄与します。

ここから──
大きな広がりへの可能性

　本3章は、即興劇を用いる健康教育プログラムに対する興味を持続する一助になりましたでしょうか。教育プログラムの参加者の健康を改善するだけでなく、ファシリテーターの雇用創出、日本国内の地方再生、最終的には国境を超えた連帯による富と人材の流出の防止まで話を広げてみました。本書が提示する健康教育プログラムが、大きな広がりを持つ可能性をご理解いただければ幸いです。

エピローグ

兪 炳匡
<ruby>兪<rt>ゆ</rt></ruby> <ruby>炳匡<rt>へいきょう</rt></ruby>

本書をご覧になってどのような感想を持たれたでしょうか?

プロローグでお話ししたように本書の抽象的な目的は、「人は望ましい方向に変われるか」という問いに対して、回答を提示することです。私の回答を繰り返すと、全てではなくても多くの場合「他人からの助けがあれば、変われる」です。

本書が提案する健康教育プログラムの効果を評価するのは、現在進行形ですが、少なくとも望ましい効果を得られたとの嬉しい報告がいくつもありました。

例えば、ある参加者は、1年前のわずか2分の即興劇で、相手役に「あなたに長生きして欲しいから、お願いだから、夜中にアイスクリームを食べないで」との説得を受けました。この(フィクションに過ぎない)説得のシーンを、未だに夜中にアイスクリームが食べたくて冷凍庫を開けるたびに思い出すので、以来1年以上、夜中にアイスクリームが食べられなくなった、と私に話してくれました。僅か2分のフィクションでも、現実を変える強い力があることを実感しました。

この体験談でたった2分の説得劇が成功した理由は、説得が出来合いのマニュアル通りではなく、セリフに直接現れなくとも、「目の前の相手の存在そのものを祝福している」というメッセージが伝わったからでないでしょうか。

即興劇の特徴は、その場限りで消えしまうことです。しかし祝福を受けた、大切に思われた記憶は強く留まり、説得された側の頭の中では何度も再生されているのです。アイスクリームの誘惑に負けそうになる時に、自分の存在そのものを祝福してくれた思い出は心強いパートナーになり、誘惑から守ってくれる砦になってくれるのです。

最後に、米国の神学者ラインホルド・ニーバーが作者とされる、祈りの言葉を紹介します。

変えられないものを静穏に受け入れる寛大さを与えてください。

変えるべきものを変える勇気を与えてください。

そして、変えられないものと変えるべきものを識別する知恵を与えてください。

この祈りの「識別する(distinguish)」という英単語には「気付く」という意味もあります。変えるべきものに気付く、演劇的手法を通じて集団としての知恵・集合知が生まれる、他者からの助けを安心して受けられる場を提供することが、私の健康教育プログラムの究極的な目的とも言えます。本書を手に取った方が、このような場の提供に参加されることを、心よりお待ちしております。

予防医療と演劇

思想家　内田 樹

　兪炳匡先生から予防医療における演劇に有効性について初めて聞かされた時には、その意外な組み合わせに驚いたけれども、よく考えてみたら、自分もずっと似たようなことをしてきたことに思い至った。

　私がしてきたこともある種の「即興演劇」だったのかも知れない。私は医療については門外漢だが、武道という「生きる知恵と力を高める」ための修業は長くしてきた。だから、その修業における「演劇的なものの効果」については経験的に熟知している。それについて書きたい。

　私は25歳から合気道という武道をずっと修業して、もう半世紀近くなる。合気道には試合がない。強弱勝敗巧拙を論じず、ただ、淡々と稽古をするだけである。「相手に勝つ」「相手を制する」「相手よりうまく技を遣う」という相対的な優劣を気にせずに、ただ定められた手順に従って投げたり、固めたり、極めたりする。

　稽古を長く続けているうちに、身体を中枢的に統御することは非効率だということがだんだんわかってきた。身体には身体の事情がある。身体には「動き出したいタイミング」があり、「動きたい動線」があり、「したい動き」がある。そして、それは最短距離を、最少時間で、最少エネルギー消費で踏破する動きである。それが武道的には「最速・最強」の動きだということになる。でも、頭の中で「さあ、最速最強の動きをするぞ」と念じて、運動筋に指令を出すと、まったくそういう動きにならない。硬くて、遅くて、効率の悪い、ぎくしゃくとしたメカニカルな動きになる。だから、稽古ではどうやって脳からの運動指令を排して、身体が自在を得るかを工夫することになる。

　でも、奇妙な話である。次にやる技は決まっているのである。「正面打ち一教表」とか「両手取り四方投げ」とか「中段突き小手返し」とか、道場で師範が技の指示を出す。だから、その言語化された指示に従って身体を動かさなければならないのだが、脳から運動筋に指示を発令させてはならないのである。わかりにくい話で済まない。でも、説明すればわかってもらえるはずである。

　例えば、私たちが窓を閉めるのは「隙間風が吹き込むから」とか「外の騒音がうるさいから」とか「西日が差し込むから」とかいう窓を閉める必然性があるからである。その「隙間風」や「騒音」や「西日」というリアルでタンジブルな何かを想像的に感知して、その流入を遮断するという目的に沿って動く。その時に「窓に何センチまで近づく」とか「把手

をどれくらいの握力でつかむ」とか「どれくらいの角度で把手を回す」とかいうことは考えていない。私たちの動作を導いているのはそのような窓を閉めるための個々の運動単位ではなく、「隙間風」や「騒音」や「西日」のような、もっと不定形で、アモルファスで、とらえどころのない、あるいは、窓を閉めた結果得られる「温かさ」や「静けさ」や「落ち着いた光度」の予感である。

　ややこしい話だが、そうなのだ。私たちの動作は、ある種の感覚変化の予感に導かれて統御されている。いくつかの運動単位を算術的に加算してドアを開けているわけではない。

　ある時「横面打ち入り身投げ」という技を門人たちに指示したのだが、動きがよくない。みんな打ち込んで来る相手の手刀に囚われて、それを待ち受けて、それに応じてしまっている。「後手に回る」と武道では言う。もっと自発的に動かないと場を主宰することはできない。その時に思い余って、「打ち込んで来る相手の肩の後ろ30cmほどのところに、桜の花びらがはらはらと散って来たので、それを手のひらで掬う」という「演技」をしてもらったことがある。すると、全員の動きが一変した。

　もちろんそんなところに「桜の花びら」はない。でも、あると思うと身体の編成が変わる。手のひらに一片の「桜の花びら」が触れたことを感知できるためには、手のひらの皮膚の感度を最大化しなければならない。そのためには腕に緊張があってはならない。体幹が崩れていてはならない。身体の構造が最も安定している状態を作らなければ、手のひらに触れるほとんど重さのないものの重さを感じ取ることはできない。そこにないものを感知する「演技」をすることを通じて、一気に調った体構造を実現することができた。人間の想像力というのはすごいものだとその時思った。「ここに存在しないもの」を統合軸にして運動を組織すると、身体は絶妙の構造的安定と自由度を同時に獲得することをその時知った。

　バレエや日舞に私たちが感動するのは、指の動き一つ、まばたき一つ間違えれば、今達成されている絶妙の構造的安定が崩れ、次の動きへの開放性が致命的に失われるというぎりぎりのところに舞い手が立っていることが実感されるからである。指の動きもまばたきも「そこにないもの」を虚の中心とした空間地図のうちにおいて、まさにあるべき位置にある。そのことが観客に感動をもたらすのである。だから、演劇が人に強い達成感と解放感をもたらすという理路は私にはよくわかる。

兪先生の本を読んで、最初に「ああ、それならわかる」と膝を打ったのは「脱─機械化」(De-mechanization) という文字を見た時だった。これは「意に反して受け入れた社会的抑圧が本人に意識されないまま、思考過程・発言・行動に影響を与えている」と定義が下してある。このような無意識・機械的に行っている思考過程を止める「脱─機械化」のためのテクニックが記してあるが、経験的にそれで正しいと私は思う。

　私は合気道の指導でもこれとほとんど同じ言葉を使ったことがあるからだ。合気道の場合は身体の使い方が「機械化」されている人がいる (すごく多い)。だから、どうやってそのモードを解除し、身体運用の自由を味わってもらうかが優先順位の高い技術的課題になる。

　身体の場合「機械化」は文字通り「機械の動きを模した動き」を意味する。脳内で自分の身体イメージを作り上げ、それに基づいて運動筋に運動指令を出す人の動きはどうしても二次元的なものになる(中高年男性に多い)。彼らにおいては、脳内に描いた自分の身体イメージそのものが平べったい図像なのである。だから、上下、左右、縦横にはとりあえず動かせるが、回転や螺旋の動きがうまくできない。手首、肘、肩、背中・・・というふうに身体を切り分けて使おうとするので、全体が連携した動きができない。まるでパワーシャベルとかユンボのような身体の使い方をしようとするのである。

　自分の四肢を「視野の範囲内」で使おうとする傾向も強い。自分の身体を一望俯瞰したい、すべての運動を指示して、その全工程を管理したいという欲望が強すぎるのだと思う。

　兪先生のこの演劇実践による予防医療が日本の医療行政に採択されるかどうか、私にはわからない。難しいだろうと思う。日本のデシジョンメイカーたちは大方がまさに上に書いたような「機械化」された人たちだからである。彼らの思考と身体をまず「脱─機械化」しなければならない。前途遼遠な事業であるが、兪先生ならきっとどこかに思いがけない突破口を開いてくれると信じている。

著者プロフィール

兪 炳匡 (ゆう へいきょう)

医師・医療経済学博士。早稲田大学人間科学学術院健康福祉学科教授（医療経済学）。米国スタンフォード大学医療政策センター研究員、米国連邦政府・疾病管理予防センター（CDC）エコノミストを経て、ニューヨーク州ロチェスター大学医学部公衆衛生学科助教授、2020 年 3 月までカリフォルニア大学デービス校医学部公衆衛生学科（終身職）准教授。米国で 25 年間医療経済学の研究と教育に従事した後、2020 年 4 月に日本に帰国し、神奈川県立保健福祉大学イノベーション政策研究センター・大学院ヘルスイノベーション研究科教授（2023 年 4 月からは兼任）。
研究テーマは個人の行動変容、大規模感染症の公衆衛生対策等。2021 年に『日本再生のための「プラン B」— 医療経済学による所得倍増計画』（集英社新書）、『「改革」のための医療経済学』（北東亜州出版）を出版。2023 年 4 月より現職。

平田 オリザ (ひらた おりざ)

劇作家・演出家・劇団青年団主宰。芸術文化観光専門職大学学長。こまばアゴラ劇場、江原河畔劇場芸術総監督。1995 年『東京ノート』で第 39 回岸田國士戯曲賞受賞。2006 年モンブラン国際文化賞受賞。2011 年フランス文化通信省より芸術文化勲章シュヴァリエ受勲。2019 年『日本文学盛衰史』で第 22 回鶴屋南北戯曲賞受賞。
著書『わかりあえないことから』『演劇入門』（講談社現代新書）『ともに生きるための演劇』（NHK 出版）など。

岩橋 由梨 (いわはし ゆり)

表現教育家。コミュニケーション・アーツ主宰。演劇的手法を用いたコミュニケーション・ワークショップを日本各地で展開する。現在、声に関するワークショップ、生活保護受給者の生活支援プログラム、高齢者と行う朗読劇活動、朗読劇の演出、株式会社プレイバック・シアター研究所にてアートを使った研修事業など、活動は多岐にわたる。「ドラマと学びの場」共著。

小手川 望 (こてがわ のぞみ)

演劇制作。1997 年から演劇公演のプロデュースを始め、2000 年から劇場内で通用する通貨を発行して演劇を生み出す「4」、2007 年からお茶とダンスを交換する「4 茶遊び」を行う。東日本大震災後にこどもと大阪に移住し、アート NPO に 2 年勤務後、高齢者と瞑想・フェルデンクライスの会を行う。落語会や演芸会など地域の文化活動に関わり、2020 年映画「どっこいしょ」を制作。

髙本 裕子 (たかもと ゆうこ)

対話ファシリテーター。オルタナティブ教室「声のアトリエ」（koenoatelier.art）主宰。インプロを取り入れた、対話や文章創作や表現のワークショップを開催。ハワイ大学マノア校東アジア言語文学科修士課程修了。2023 年 4 月より武庫川女子大学臨床教育学研究科博士後期課程在学。オープンダイアローグ・ネットワーク・ジャパン正会員。

【さらに学びたい人のための参考文献】

井谷信彦 .2019.『インプロゲームをとおした「人見知り」をめぐる意識変容─受講者の学習記録から読み解く「自分なりの」学びの生成─』『学ぶと教えるの現象学研究』Vol. 18　ISSN 2185-5668

ヴァイオラ・スポーリン .2005.『即興術：シアターゲームによる俳優トレーニング』未来社　ISBN-10 4624700864

キース・ジョンストン .2012.『インプロ 自由自在な行動表現』而立書房　ISBN-10 4880593613

絹川友梨 .2002.『インプロゲーム─身体表現の即興ワークショップ』晩成書房 ISBN-10 4893802674

キャリー・ロブマン、マシュー・ルンドクウイスト、ジャパン・オールスターズ .2016.『インプロをすべての教室へ 学びを革新する即興ゲーム・ガイド』新曜社 ISBN-10 4788514818

鈴木聡之 .2020.『子どもたちとレッツ！インプロ！』晩成書房 ISBN-10 4893804987

テレサ・ロビンズ・デュデク、ケイトリン・マクルアー .2020.『応用インプロの挑戦　医療・教育・ビジネスを変える即興の力』新曜社 ISBN-13 978-4788517011

平田オリザ .2004.『演技と演出』講談社現代新書 ISBN-10 4061497235

平田オリザ .2012.『わかりあえないことから──コミュニケーション能力とは何か』講談社現代新書 ISBN-10 4062881772

平田オリザ .2022.『ともに生きるための演劇 』(NHK 出版学びのきほん) ムック ISBN-10　4144072851

山内祐平、森玲奈、安斎勇樹 .2021.『ワークショップデザイン論 第 2 版』慶應義塾大学出版会　ISBN-10 4766427203

2分の即興劇で生活習慣を変える！
─ 健康教育プログラム─

2023 年 3 月 31 日　初版発行

監　　　修：神奈川県立保健福祉大学大学院ヘルスイノベーション研究科・
　　　　　　イノベーション政策研究センター
責任編著：兪炳匡　YOO Byung-Kwang
発 行 人：髙本哲史
発 行 所：株式会社 社会保険出版社
　　　　　〒 101-0064　東京都千代田区神田猿楽町 1-5-18 千代田ビル
　　　　　TEL 03-3291-9841　（代表）
ISBN978-4-7846-0357-2　C3047
Printed in Japan　Ⓒ神奈川県立保健福祉大学

Staff
アートディレクション：村上祥子 (環境デザイン研究所) ／デザイン：市尾なぎさ・宿谷元宣 (環境デザイン研究所) ／撮影：中村隆宏 (C・T・Y)
／表紙イラスト・本文内先生アイコン：橋爪かおり／イラスト＆マンガ：なかがわみさこ／編集：萩原真由美・金野智広 (社会保険出版社)・林口ユキ